10秒で長年の痛みが消える!

神経系ストレッチ

ストレッチトレーナー／理学療法士
兼子ただし

主婦の友社

長年の痛みやしびれをなくしたい！

「ストレッチを医学に！」を掲げて日夜活動を続けている兼子ただしでございます。まずは、この本を手にとっていただきありがとうございます。

僕はスポーツ科学研究科修士号を持つ理学療法士として、日本で最初のストレッチ専門店「ＳＳＳ」を経営し、20年以上にわたって痛みや体の不調改善に取り組んでいます。

この本で紹介するのは従来の「筋肉や体をゆるめる」マッサージや整体とは異なり、アメリカで開発されたリハビリテーション療法をベースに、神経にアプローチして体を動きやすくする「神経系ストレッチ」。そして痛みが発生しにくい体の基本をつくる「姿勢改善」です。国士舘大学との共同研究で医学的効果が実証されており、僕のところに来て長年の痛みやしびれが奇跡のように消えたという人も数多くいます。

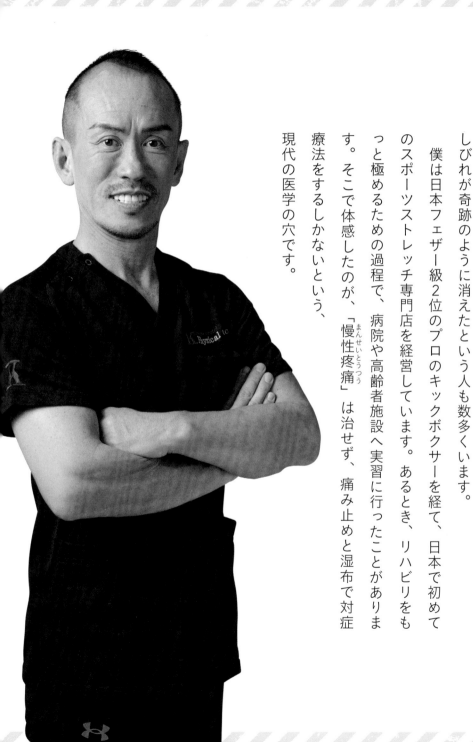

僕は日本フェザー級2位のプロのキックボクサーを経て、日本で初めてのスポーツストレッチ専門店を経営しています。あるとき、リハビリをもっと極めるための過程で、病院や高齢者施設へ実習に行ったことがあります。そこで体感したのが、「慢性《まんせい》疼痛《とうつう》」は治せず、痛み止めと湿布で対症療法をするしかないという、

現代の医学の穴です。

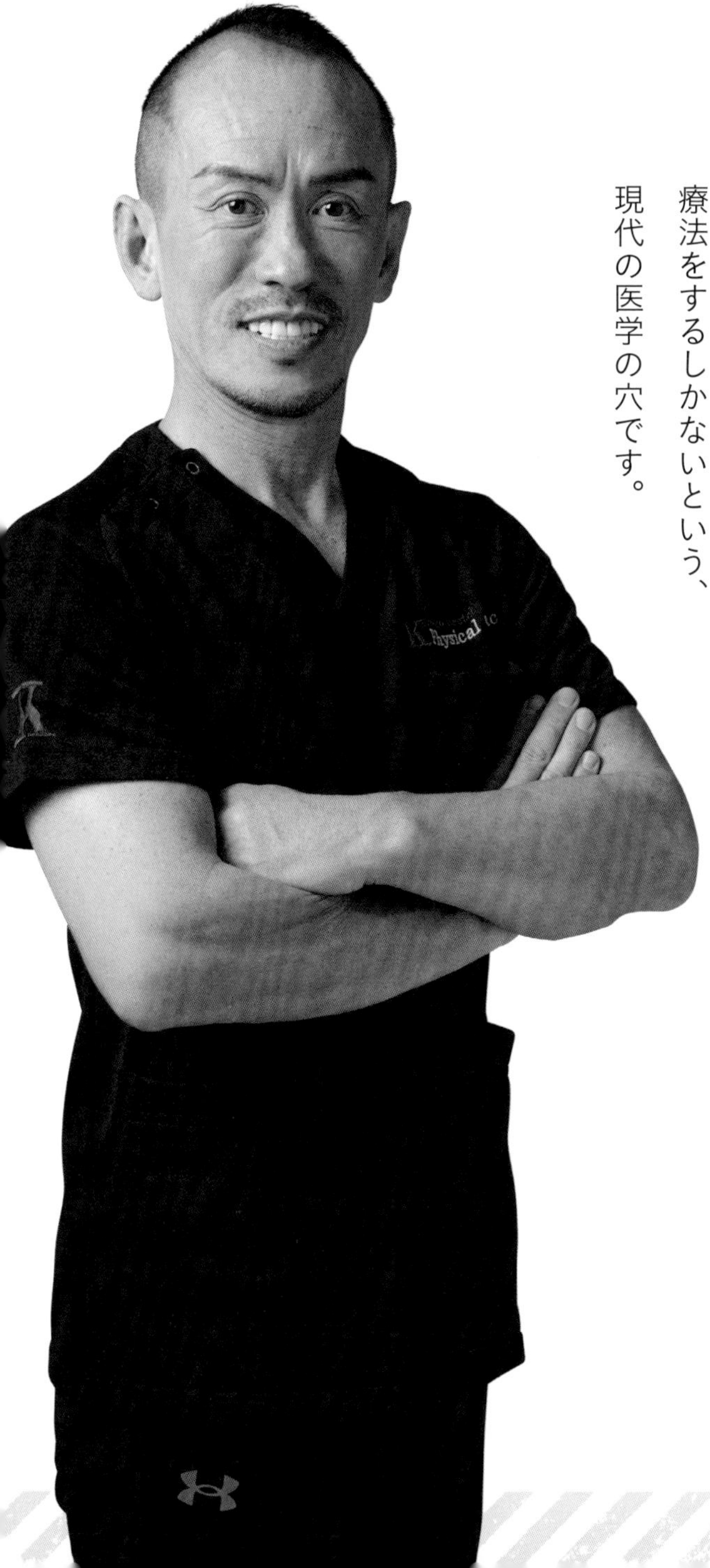

筋肉をストレッチしても慢性疼痛は治らない！

慢性疼痛の原因となる不良姿勢を治療する方法もないため、症状は改善されません。なぜか。悲しいことに、不良姿勢も慢性疼痛も、病院にとってお金になりにくい分野だからです。その現状を見ているうちに、これこそ自分が学んでやるべきだと実感しました。慢性疼痛を解消し、姿勢を改善すれば、もっと多くの人が幸せに長生きできるはずだと。

どれだけ定期的に体を検査し、高いサプリを飲んでも、体の根本となる姿勢がゆがみ体が弱っているサインの痛みがあったら、健康からは遠のきます。学んだ結果たどり着いたのは、慢性疼痛は筋肉のストレッチではなく、神経にアプローチする必要がある、ということ。数年前から神経系ストレッチを始めたら、世界が変わるくらい効果が出ました。

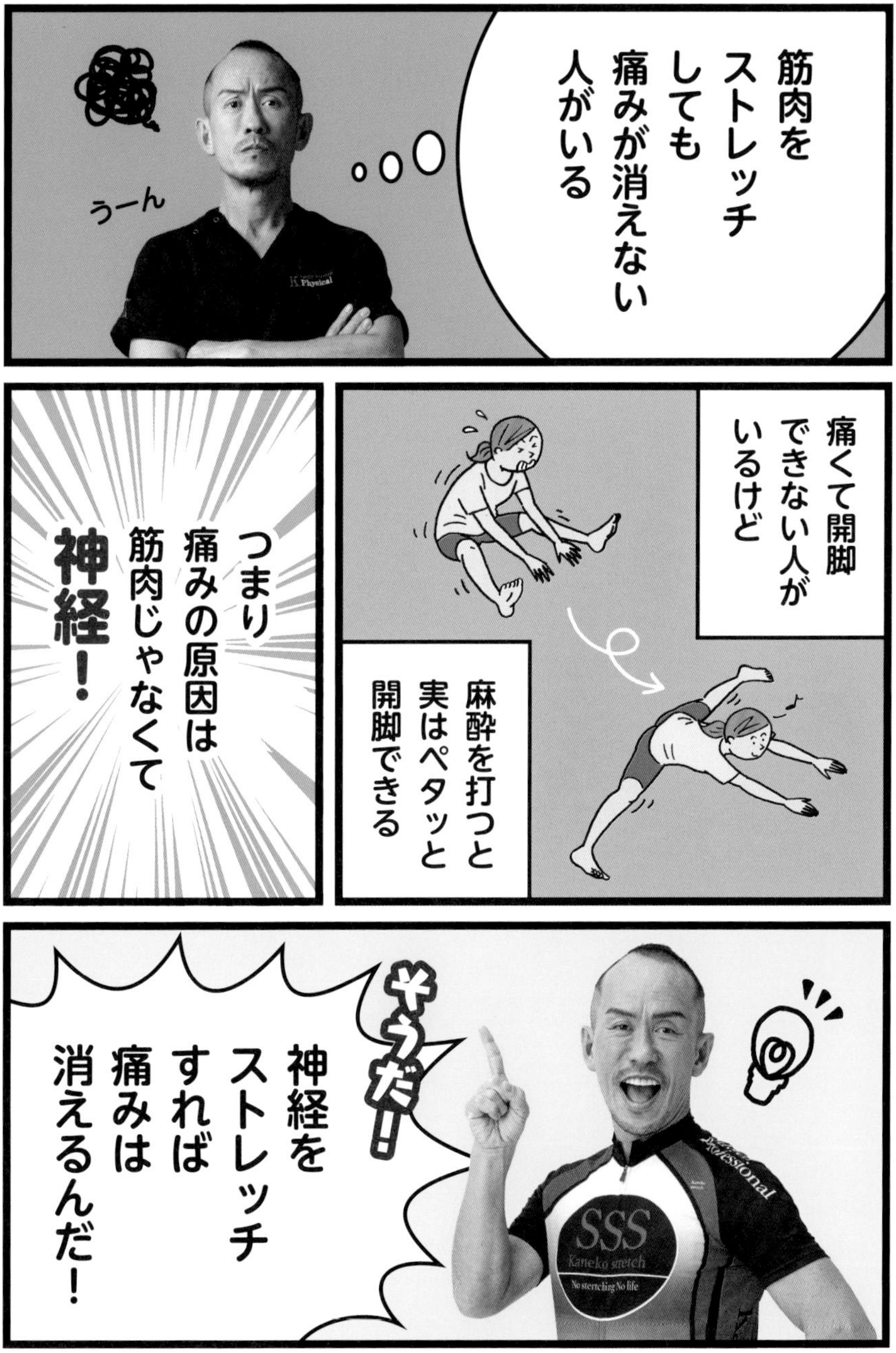

筋肉をストレッチしても痛みが消えない人がいる
うーん
痛くて開脚できない人がいるけど
麻酔を打つと実はペタッと開脚できる
つまり痛みの原因は筋肉じゃなくて
神経！
そうだ！
神経をストレッチすれば痛みは消えるんだ！
SSS
Kaneko stretch
No stretching No life

ストレッチを医学に！

「ストレッチを医学に！」……これは、僕がYouTubeのすべての動画で繰り返しお伝えしている、僕の活動の根底となる言葉です。僕が目指しているのは、海外にある「Physio（フィジオ）」。日本では理学療法士は病院で医師の傘下で働くのが一般的。でも、アメリカやオーストラリア、ニュージーランドなどの国では、理学療法士は、医師と同じように患者の診断をすることができたり、「フィジオ」と呼ばれるクリニックを開業できたりと、職務範囲が日本よりもずっと広く設定されています。

骨が折れていない、わかりやすいキズがないなどの「慢性疼痛」と呼ばれる痛みに対して、世界的にはリハビリテーション医学を学んだ理学療法士が担当しています。痛みがあったら、まず整形外科ではなくフィジオに行く。それがオーストラリアなどの国では一般的になっています。けれど、

YouTubeでも神経系ストレッチを配信

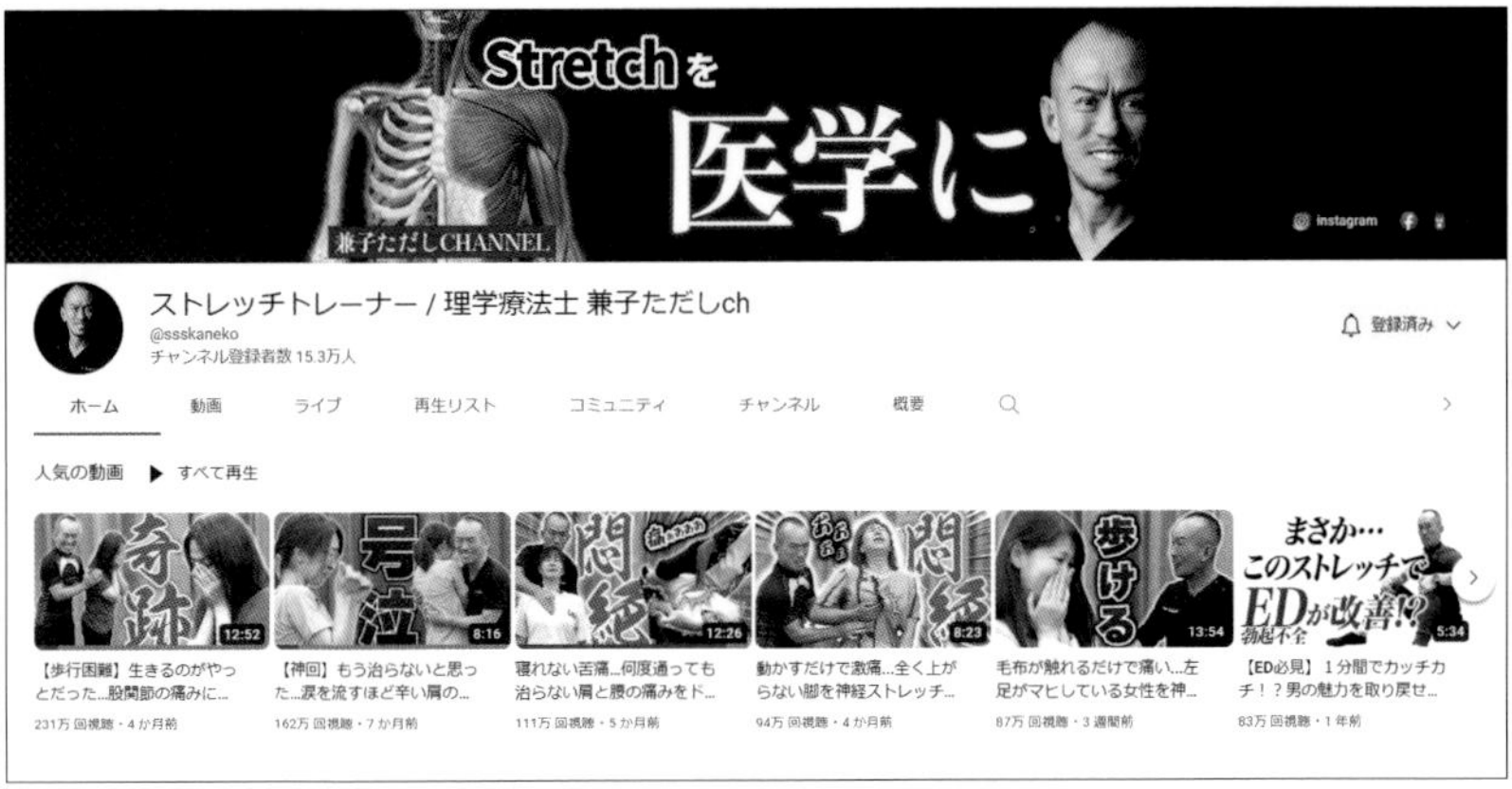

簡単にできる神経系ストレッチや、不調を数分で改善する「ガチ検証」企画を配信（PART1で体験者の声を紹介）。2023年4月現在、登録者数は16万人以上。

日本にはまだありません。

僕がやりたいのは、ストレッチを医学として広め、体の機能回復や向上にもっと使ってもらうこと。神経系ストレッチは治療ではなく「加療」です。理論と方法がわかったうえで、神経系ストレッチを行えば、体は確実に変わります。毎日の歯みがきや髪のトリートメントくらい、日々の習慣にしてほしいと心から思っています。さあ、できるところから一緒に始めていきましょう。

CONTENTS

10秒で長年の痛みが消える！神経系ストレッチ

PART2 長年の痛みがピタリと消える神経系ストレッチとは？

PART3 痛みの部分別　神経系ストレッチのやり方

PART4 整えた神経をキープするリセット呼吸

まずは、実際に「神経系ストレッチ」を受け、痛みや不調が劇的に改善された方たちの体験談を見ていきましょう。YouTubeの兼子ただしチャンネル「ガチ検証」企画に出演した方をはじめ、5人の奇跡のようなお話を聞きました。

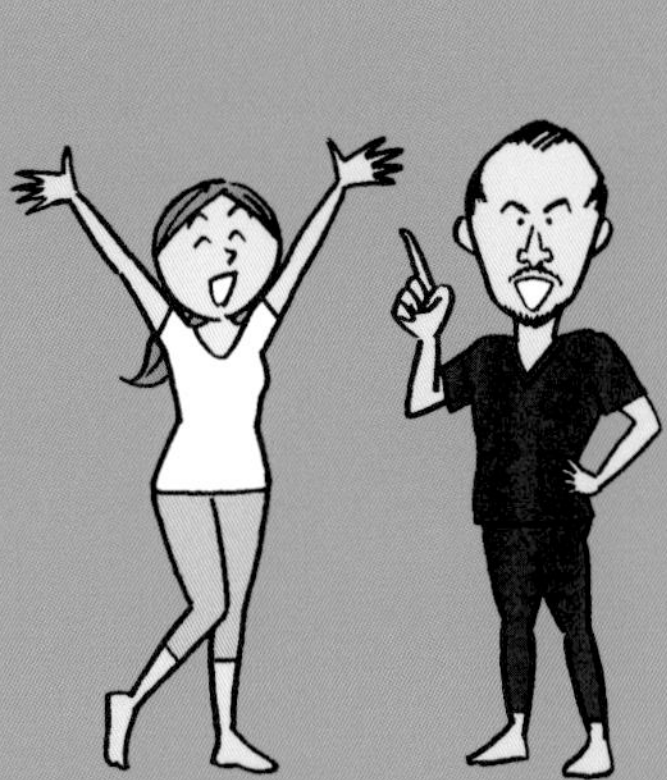

PART 1

神経系ストレッチで起きた奇跡の症例

CASE 1

肩から腕の痛み

ずっと痛かった左肩。整形外科でも見放され…。神経系ストレッチで感動の「痛くない」！

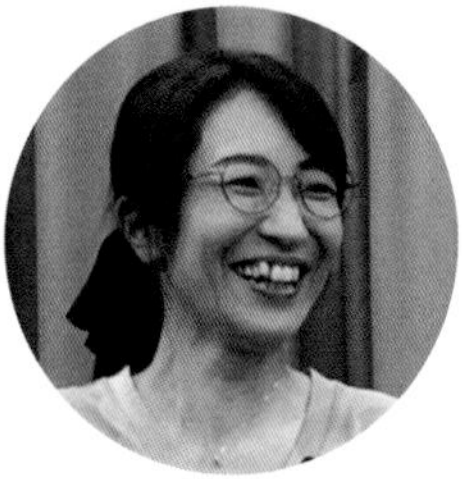

Hさん・44歳

痛みの部分　左肩、左腕、左手のしびれ

おもな症状　痛くて動けない、腕を上げられない

原因　車の交通事故

痛み歴　1年

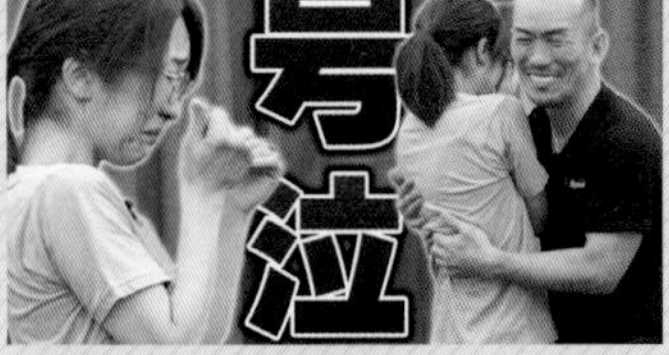

Hさんの
神経系ストレッチを
YouTubeでチェック！

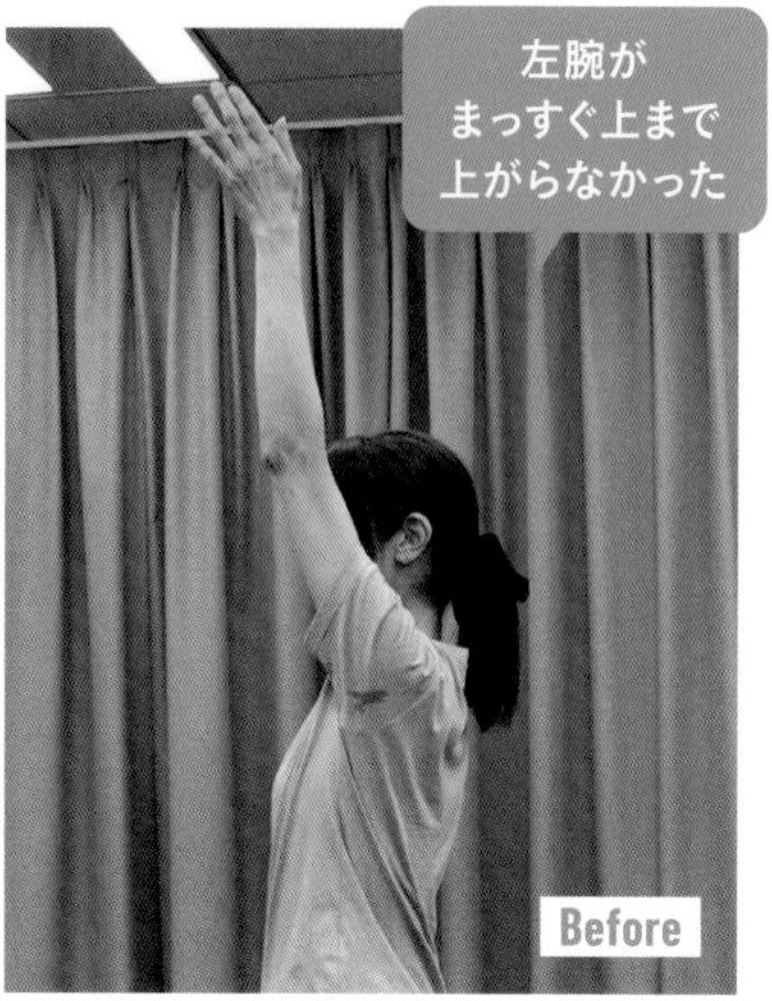
左腕が
まっすぐ上まで
上がらなかった
Before

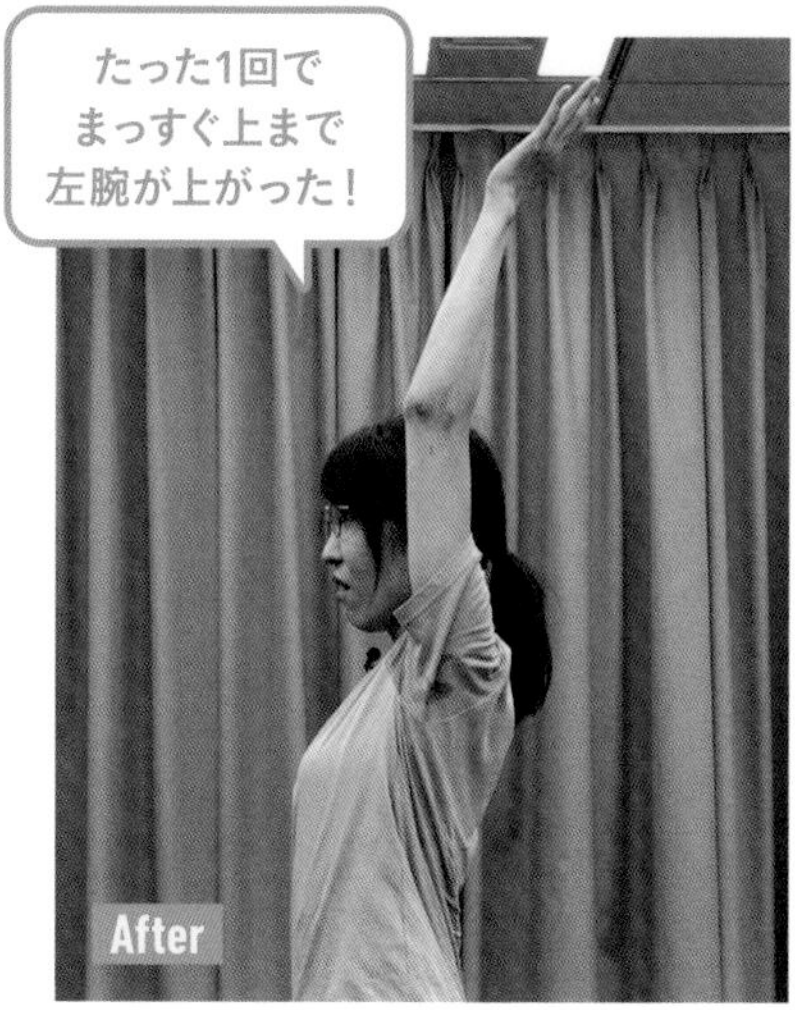
たった1回で
まっすぐ上まで
左腕が上がった！
After

1年間の痛みから解放！今は初孫を抱っこできる

交通事故に遭ったのがすべての始まりでした。事故の瞬間は口を切っただけで、目立った出血も骨折もありませんでした。警察の方にも「すぐに病院に行ってください」と言われたものの、気が動転してほうっておいてしまったんです。

夕方になって「全身が痛い」と気づき、病院の整形外科に行ったのですが、痛いと訴えても「外傷が何もないから診る必要がない」。肩からひじ、手首、手までが痛いと何度言っても「腕を上に上げてみて。上がるから問題ない」。まったく親身になってもらえず突っぱねられてしまって。

腕が上がらなくて家事もできないし、ドライヤーをするのもつらい。知り合いの整骨院の先生に相談して治療をしてもらい痛みも緩和してきたのですが…。半年通ってある程度のところからは変わらなくなり「よくなるのはここまでが限界なのかな」と感じるようになりました。

病院を変えたくても事故の保険の関係で変えられないと知り、ガマンして通い続けました。

それでも耐えられず、一度別の病院に行ったら「あの先生が問題ないと言っているなら、外傷も骨折もないしMRIにも何も写っていない。原因がないのに長く痛みが続くなら、それは気のせいだから精神科へ」と…。確かに私の痛みはあるのに誰にもわかってもらえないと、落ち込む日々が続きました。

そのときに彼が兼子先生の「ガチ検証」動画を見つけて、勝手に応募したらなんと出演の連絡が来てしまったんです（笑）。ただ、事故以来私は何度誰に何を説明してもどうにもならなかったのを経験してきたので「どうせわかってくれないだろう、治らないだろう」と思っていたし、経緯を説明するのも、知らない人にさわられて施術をされるのもイヤでした。

けれど、彼に説得されて動画に出演することになり、いざ「ガチ検証」になったら…最初に体をさわられたときに「ここが痛いよね」と言ってくれたことで、まず「この人はわかってくれる」と感動。

ただ、施術中は本当に痛くて（笑）。でも、施術を終えて起き上がった時点で全身が軽くて、腕を上げたら、1年間、ずっとずっと痛くてしびれていたのに「痛くない」んです。これは何!? と不思議な感覚に包まれて涙が出て…。その夜のうちに福岡店の予約をとって、最初は週1、今は予約がとりにくくなったので月1で通っています。

悩まされた左側の痛みは、なんとその1日でほぼ解消。兼子先生の神経系ストレッチ以来、生活が一変しました。事故以来、歩くのも大変でしたが、その日から普通に動けます。街に遊びに行ったり、体力をつけたほうがいいと先生も言うので、ハイキングに行ったりと、積極的に動くようになりました。

何よりうれしいのが、初孫の世話ができること。長男のお嫁さんが妊娠したとわかったときはまだ体が痛くて「初孫なのに育児を手伝うことも、抱っこもできない」と悲しんでいたのに、兼子先生のおかげで今は孫をしっかり抱っこしながら家事ができるくらいに復活！ 左腕で抱っこできたことがうれしくて、兼子先生に写真を送ったほど（笑）。

事故前の体に完全に戻ることはできないけれど、いい状態を保って孫と遊び、普通に生活をすることが目標。世間には「痛いのが普通」で生活している人がいると思いますが、「痛くないことが普通だよ、兼子先生はその生活になれるよう助けてくれる人だよ」と、多くの人に伝えたいです。

＼兼子's アドバイス／

〈Hさんの肩から腕の痛み〉

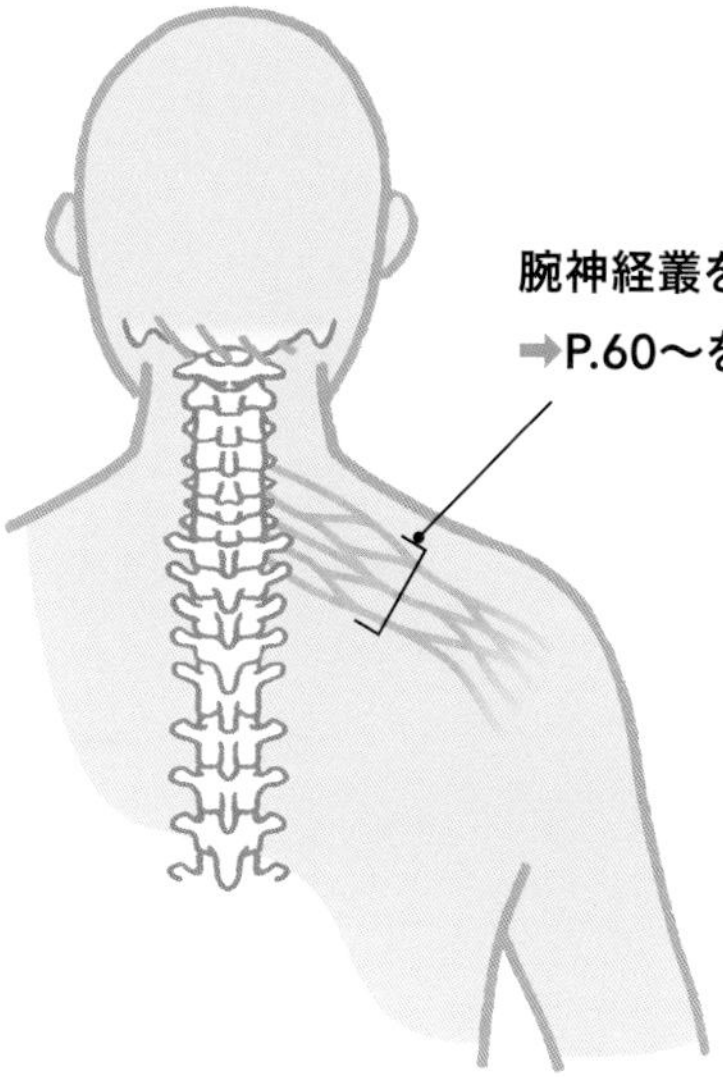

軽微な痛みに事故が決定打。正しい姿勢のウォーキングを続けて

あごや首のゆがみが原因で背骨が左に湾曲しているなど、軽症があったところに、交通事故が決定打となり、神経が圧迫されたパターンだと思われます。人間は動物なので動いて健康になります。治療で治っても体が痛くないうちに動かないと、逆戻りする可能性も。正しい姿勢でウォーキングをして、血流をよくして体温を上げることで治りやすくなります。

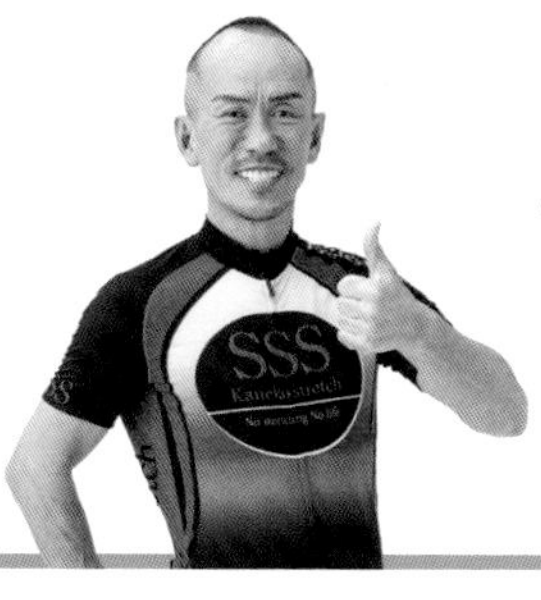

人間は動物です。
動いて血流をよくして
体温上げて健康に！

CASE 2

変形性股関節症

関節が痛くて歩けない！徒歩5分の距離に30分。神経系ストレッチでウソみたいに改善！

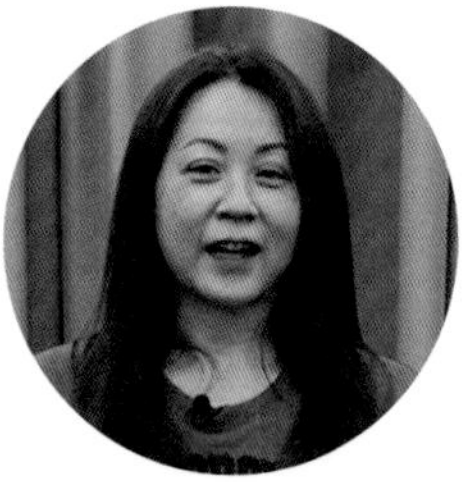

なーさん・45歳

痛みの部分 股関節、脚

おもな症状 歩けない、常に痛いなど日常生活が困難

原因 不明。ある日違和感が出た

痛み歴 約6年

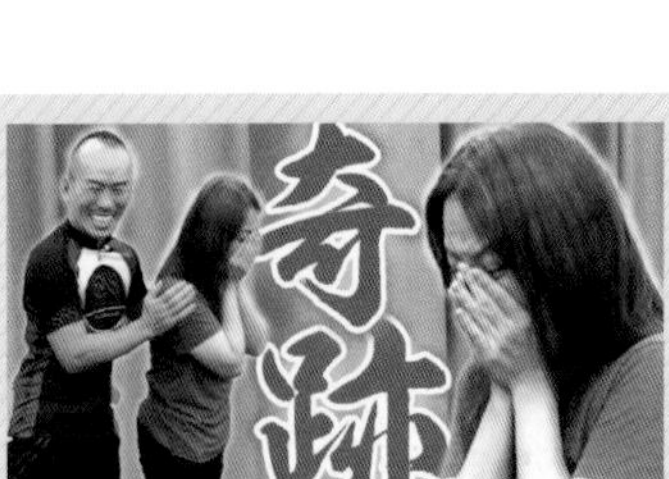

なーさんの
神経系ストレッチを
YouTubeでチェック！

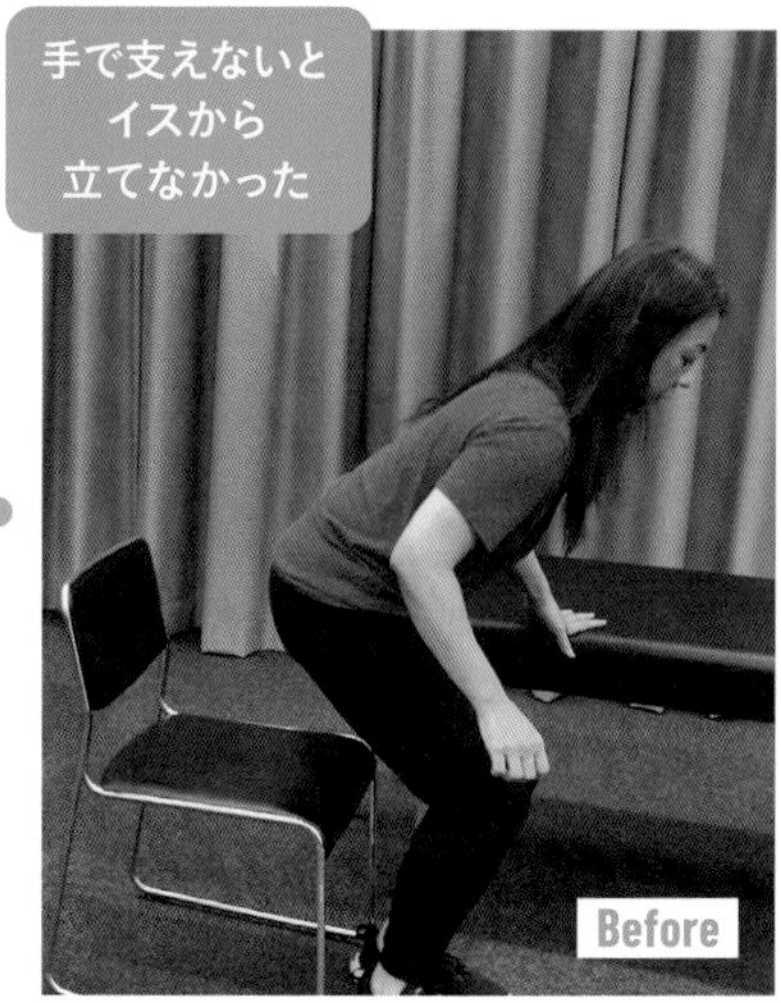
手で支えないと
イスから
立てなかった
Before

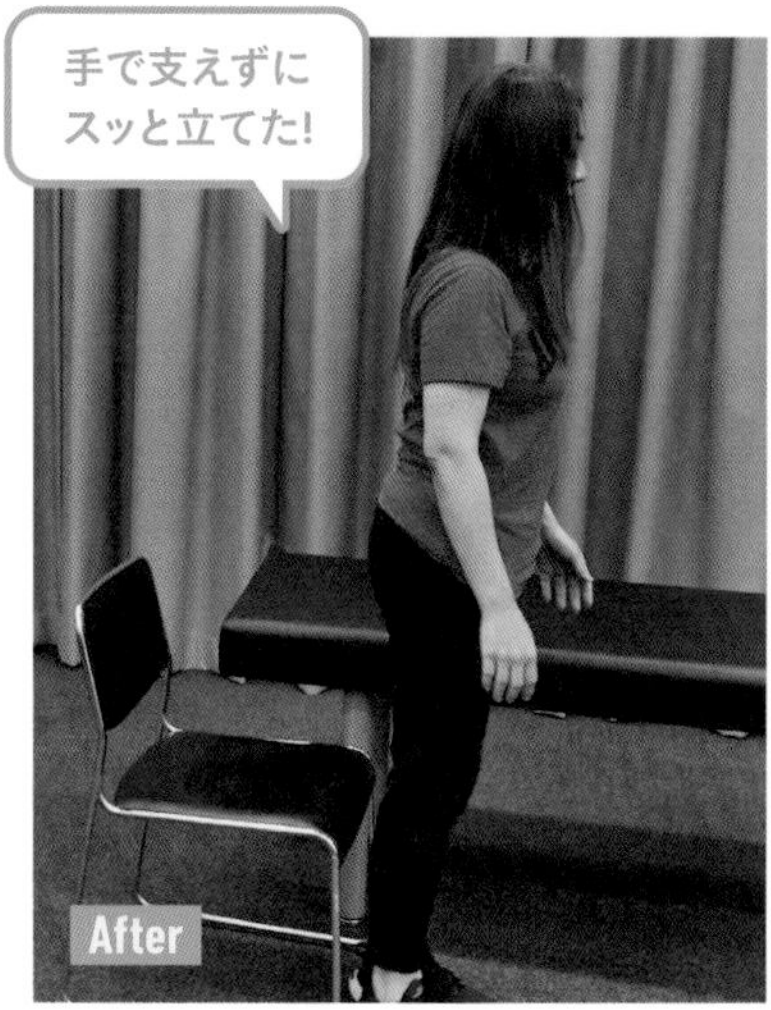
手で支えずに
スッと立てた!
After

人生が変わった1日。6年ぶりに小走りも実現

私が悩まされ続けた股関節や脚に違和感が出始めたのは5～6年前のこと。最初ははっきりと痛みがあったわけではなく、姿勢によって股関節が鳴る、歩きにくい程度から始まりました。

当時体重が１００kgほどあったので、病院に行くと「軟骨がすり減ったのでしょう。体重を落とせば治ります」と言われてダイエットに励んだものの、むしろ体重を落としてからのほうが痛い。少しずつ違和感が痛みに変わり、ここ3年ほどは、痛くて痛くて、生きているのがやっと。股関節が痛いと、自転車もつらいし、イスに座るのも大変。何をしても痛くて、ひどいときは5分で歩ける自宅から最寄駅まで30分かかるほどでした。

けれど、杖を持っているわけでもないし、「痛み」は周囲から見たらわからない。いろいろな行動に制約があって、どうして私は普通に歩けないんだろう、とよく落ち込んでいて、友達と飲みに行っては「どうせ私なんて」としょっちゅう八つ当たりしていました。

兼子先生を見つけたのは息子です。ＹｏｕＴｕｂｅの「ガチ検証」に、「ダメもとでメールしてみたら？」と勧めてくれて、絶対返事は来ないだろうと思っていたら出演の連絡をいただいて。正直、全然期待していませんでした。これまで病院も整体も接骨院もブロック注射もまったく効かなくて、もう手術するしか方法はない、でも人工関節は経年劣化があるからせめて50代になってからと、じゃあそこまであと5年痛みとつきあわなければいけないのかと追い込まれていました。そんな状況で、神経系ストレッチでよくなるなんて思ってもいない。…でも、いざ兼子先生の施術を受けたら、とにかく衝撃で、人生が変わった1日でした。

「私の体はこんな動きできるはずないのに、できてる！」と、脳が追いつかなくなってパニックに。毎日隣で私を見ている息子も驚いていました。このまま兼子先生に見ていただいたらよくなる可能性があるんじゃないかと、光が見えました。撮影に行くまでの痛みを最大１００だとしたら、撮影の日に20～30くらいまでおさまりました。

そこから定期的に兼子先生のスタジオに通い始めました。施術は正直言って痛いので（笑）、痛い思いをしたのに少ししたら痛みがぶり返してしまい、合わないのかなと思ったことはありましたが、ひとまずやれるところまでやってみようと取り組んでいます。まだ痛みがあるのが日常ではありますが、ちょうど今日は朝起きたときからすこぶる調子がよくて、痛みがゼロだったんです。

そこで、これまではどうしても脚の痛みをカバーする歩き方をしてしまっていて、それがまたよくなかったのですが、兼子先生に正しい歩き方を教えていただいて。夢だった「小走り」が、兼子先生のスタジオの中でですが、できるようになりました！脚まわりに違和感が出てからは一度もできなかった小走りが、なんと6年ぶりにできて、感動です。一歩前進しました。どんどん希望が見えてきて、これからは行動範囲が広がるのが楽しみ。今は昔からやってみたかったベリーダンスを習うのが夢です。

私が動画に出てから、股関節の痛みで悩んで兼子先生のところに来る方が増えたそうです。みなさん手術しかないと思っていたけれど、兼子先生に救われたとのこと。あのとき勇気を出してみてよかった、と、今も思います。

\兼子's アドバイス/

〈なーさんの変形性股関節症〉

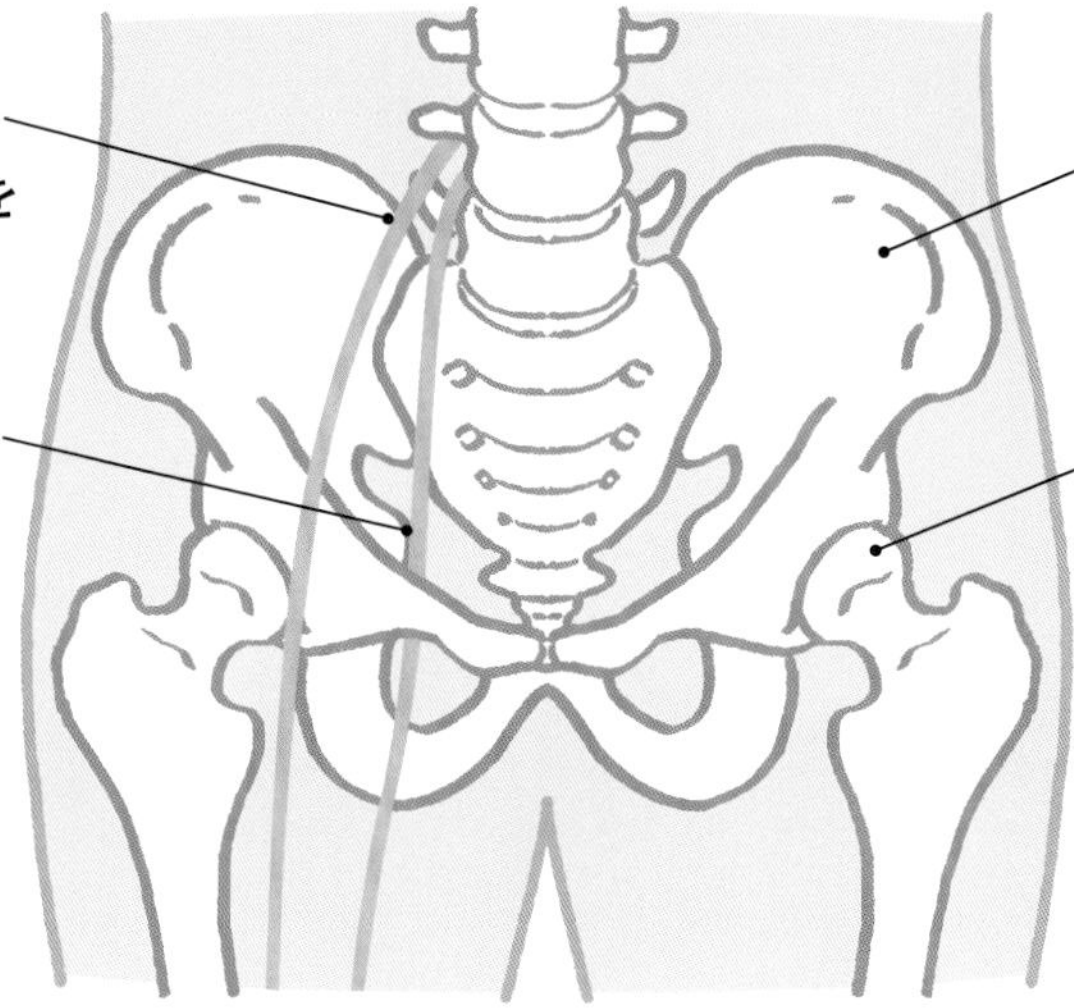

変形性股関節症の気配はあるけれど それよりは神経の張りが要因

確かに変形性股関節症は多少ありますが、歩行に影響するほどのものとは僕には思えません。それよりは大腿神経と閉鎖神経の張りが股関節をずらしているのが問題。股関節は骨頭が腸骨にはめ込まれると動くので、今回はそこを施術。反っている姿勢を改善しながら、締めつけられている神経を滑走させ、神経系ストレッチを続ければ、何回かで痛みは消えるはずです。

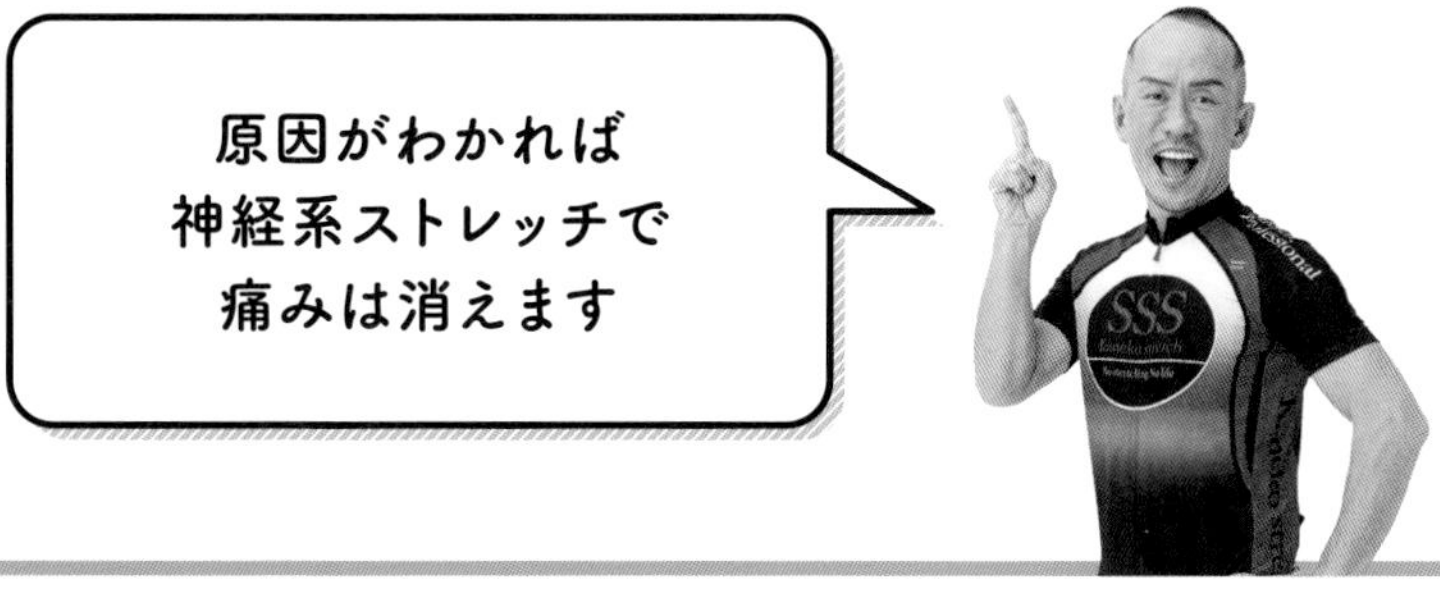
原因がわかれば
神経系ストレッチで
痛みは消えます

CASE 3

原因不明の全身の痛み

病院でも治らなかった腰、肩、首など全身の痛み。神経系ストレッチで奇跡のように消えた！

痛みの部分	全身（腰、肩、首、頭、膝、腕）
おもな症状	薬がないと一日じゅう体が痛くて動けなくなる
原因	不明
痛み歴	8年

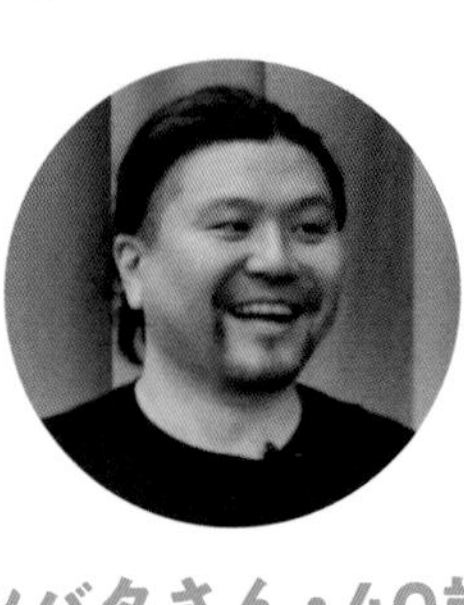

シバタさん・40歳

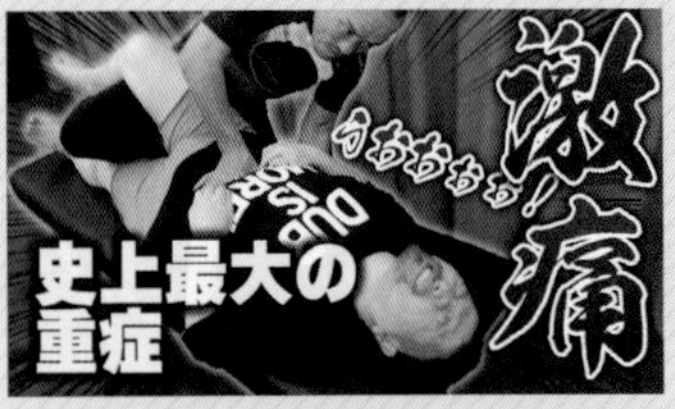

シバタさんの
神経系ストレッチを
YouTubeでチェック！

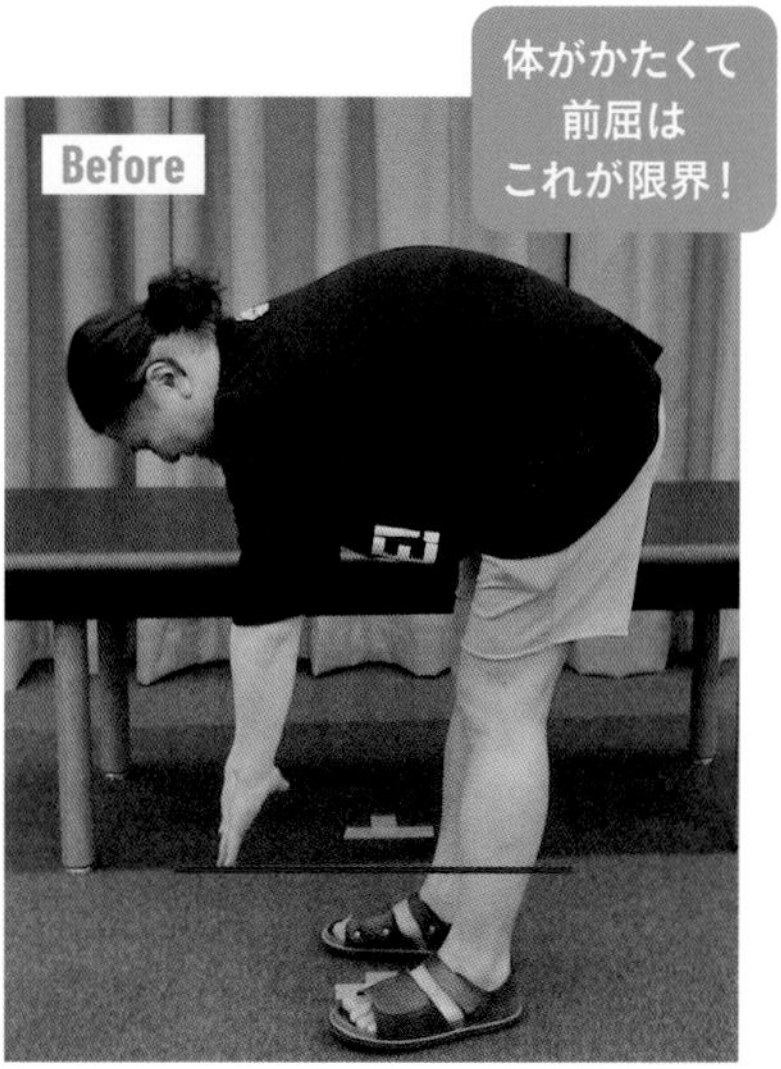
体がかたくて
前屈は
これが限界！
Before

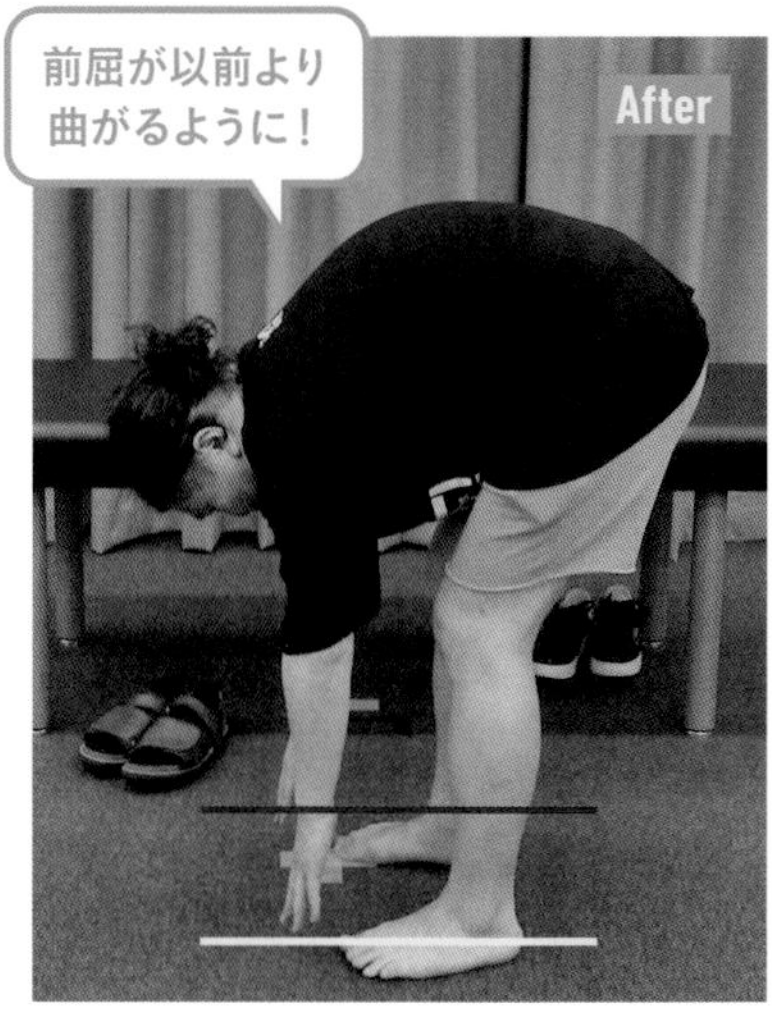
前屈が以前より
曲がるように！
After

奇跡のような施術で日常のすべてが激変

最初は右膝の違和感から始まりました。ずっとデスクワークをしていたので「運動不足かな？」と思って運動しても改善せず、病院に行っても原因不明。以前交通事故で左足首を粉砕骨折して以来、軸足が変わって右膝に負担がかかっているのかもしれないと言われました。

でも、安静にしていても治らず、痛みはしだいに右膝からじわっと全身に広がり、どんどんひどくなり、動けなくなるほど。整体や病院、ストレッチ専門店など、いろいろな手段で痛みに向き合ってきましたが、ふと、これまでやってきたのはすべて、筋肉へのアプローチだと。有名な整形外科に行ったときに「マッサージや薬で痛みは消せるけれど、再発する。根本治療にはならない」と言われたことをきっかけに、自己免疫疾患の可能性も含め、勉強を始めました。

すると、どうやら血液が炎症を起こしているらしいけれど、その炎症が何かわからないので、整形外科的なアプローチが必要。でも、筋肉ではない。そのとき、以前テレビで見たうさんくさいおじさんのことを思い出しました。そう、兼子先生です（笑）。ホームページを見てみたら、ちょうど「神経に対するアプローチ」と書いてあり、これかもしれないと思い、ＹｏｕＴｕｂｅの企画に申し込んだら１日で連絡が来て、出演

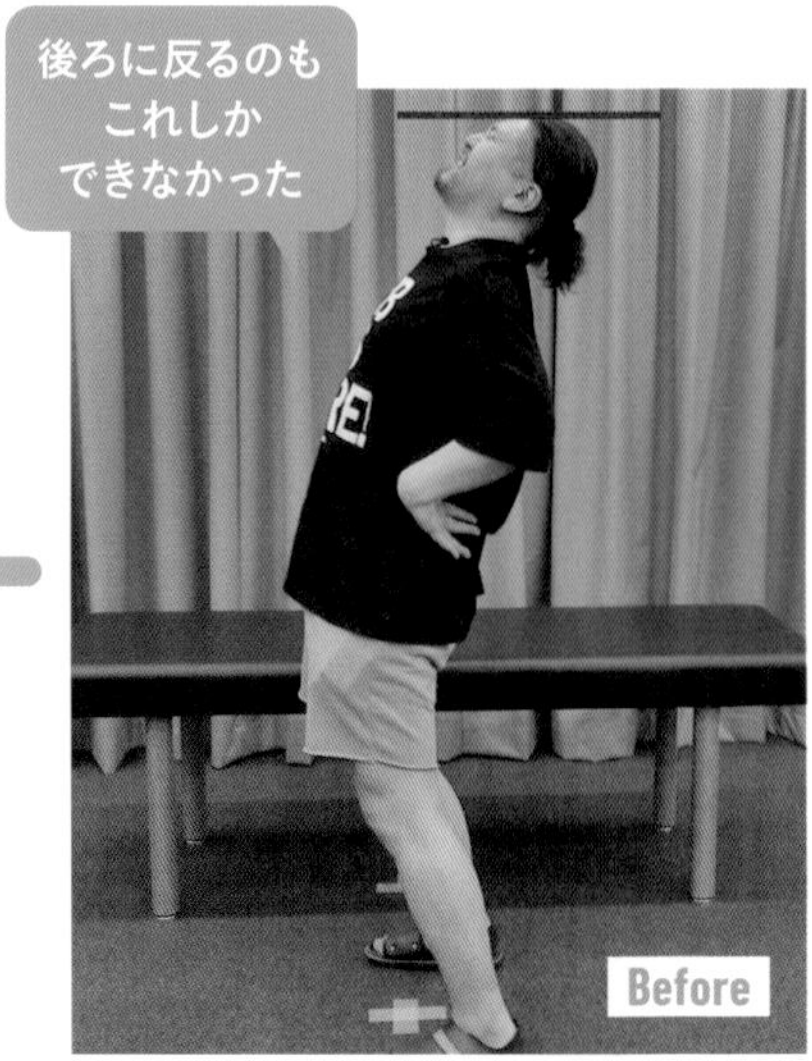
後ろに反るのも
これしか
できなかった
Before

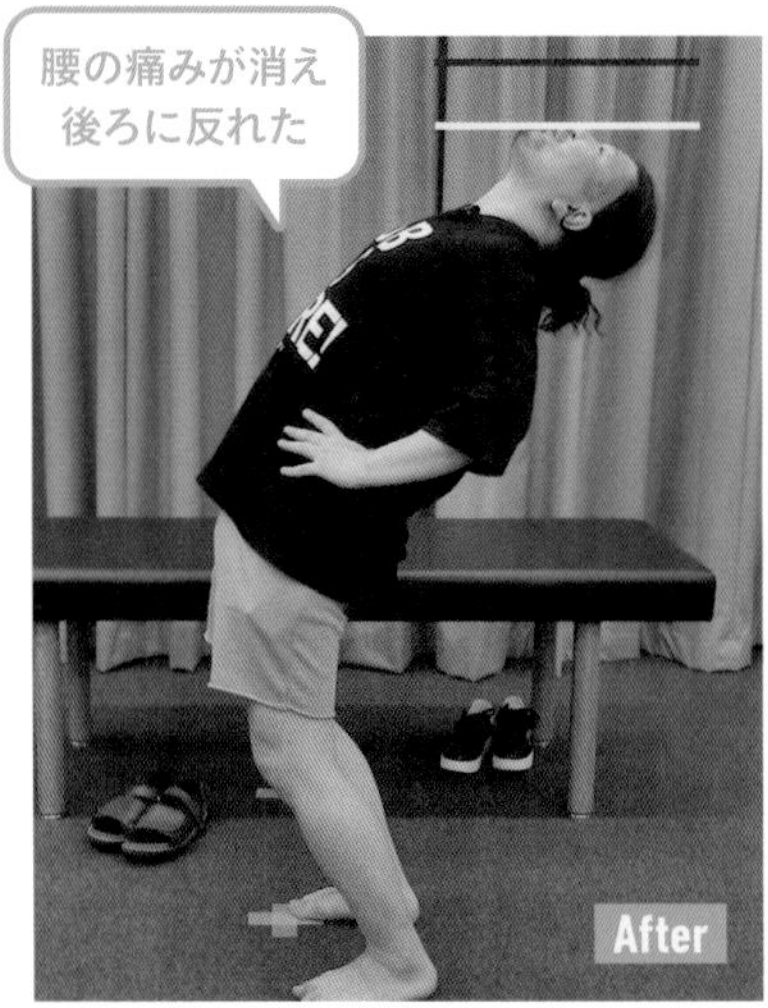
腰の痛みが消え
後ろに反れた
After

することに。あのときはすごくうれしかったですね。

　そしていざ兼子先生の施術を受けたら、鳥肌が立ちました。「何これ、こんなことがあっていいのか」というくらい奇跡のように、全身の痛みがなくなり、本当にびっくりしました。「リウマチじゃないか」と言われていた手のこわばりが一瞬でとれて今もありません。それまで体が痛くて何年も走れなかったのに、撮影の帰りに、走れたんです。階段も一段一段、少しずつじゃないと下りられなかったのに、普通に下りられるようになった。誇張ではなく日常のすべてが変わりました。

　今も兼子先生のスタジオに通っていますが、面白いのが、施術をした瞬間がいちばんいい状態ではなく、施術してから次の施術までの間に、どんどん体がよくなっていくんです。セルフケアはマッサージガンを週2回5分程度やるのと、脚やおなかをマッサージするくらいでキープできています。

　昔はジョギングなんて大嫌いだったのに、今は体を動かせるのが楽しくて、昨日も1・7㎞走りました。バッティングセンターも行ったし、1カ月北海道に滞在してスノボにも挑戦する予定。いけるところまでやってみよう、と、挑戦することが面白い。兼子先生に出会い、施術してもらったあの日は、人生が変わった1日です。

＼兼子's アドバイス／

〈シバタさんの原因不明の全身の痛み〉

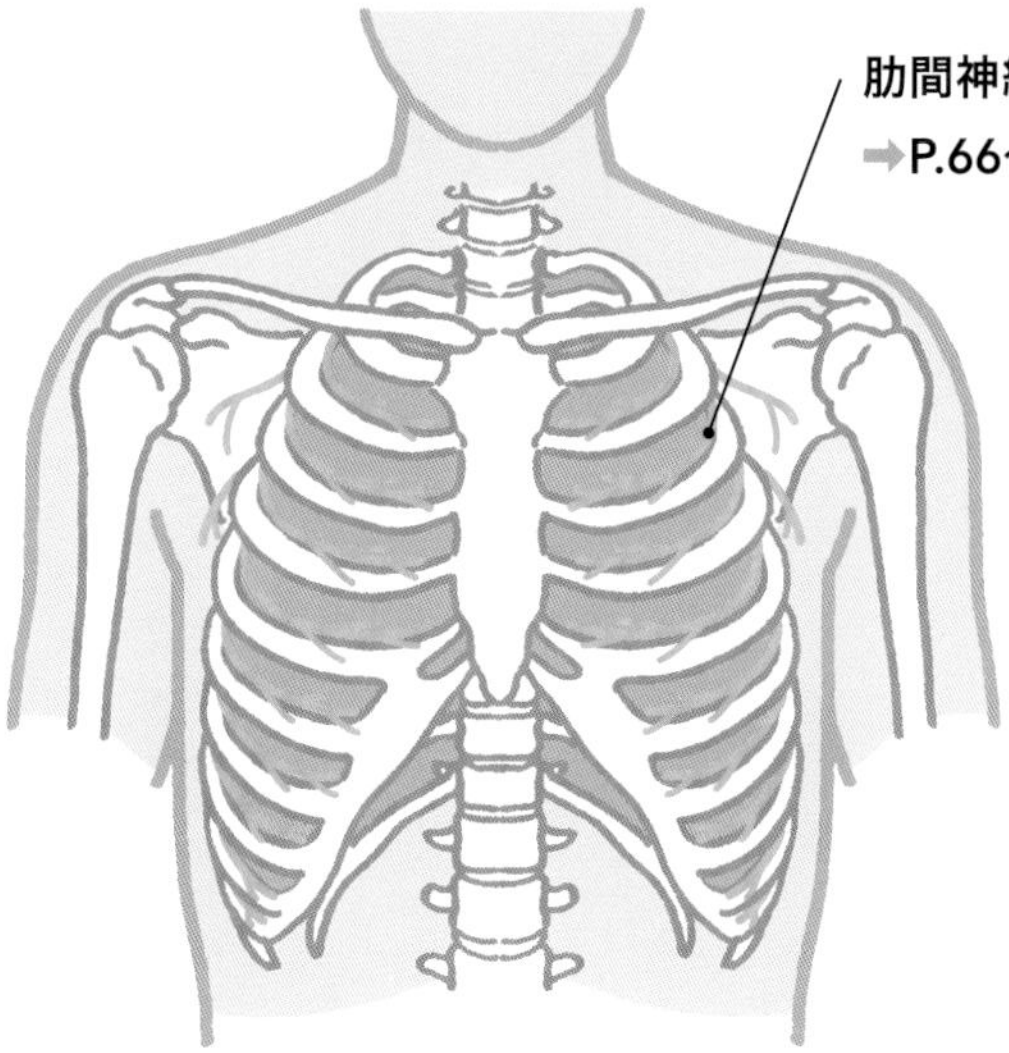
肋間神経をストレッチ
➡P.66〜をチェック

全身の不調は「腹部の血管」が引き起こしている可能性アリ

シバタさんは肩甲骨まわりの筋肉の周囲が引っぱられ、肋間神経がかたくなっていました。手や脚のこわばりや冷え、むくみは、大動脈や大静脈がある腹部の血管の圧迫が根本的な原因と判断しました。その場合は手足をマッサージしてもあまり意味はありません。肩甲骨から腹部に効く肋間神経のストレッチを繰り返せば、よくなるはずです。

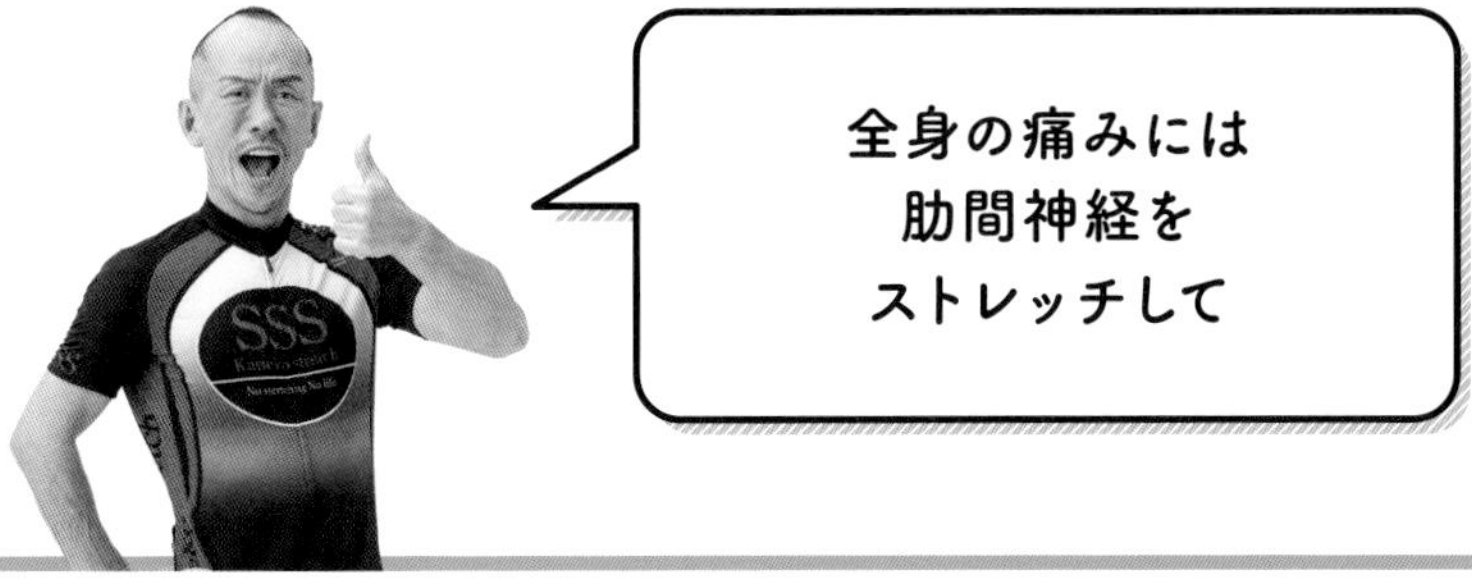
全身の痛みには
肋間神経を
ストレッチして

CASE 4 膝の痛み

しゃがめないほどの膝の痛み！神経系ストレッチで草むしりもラクになった

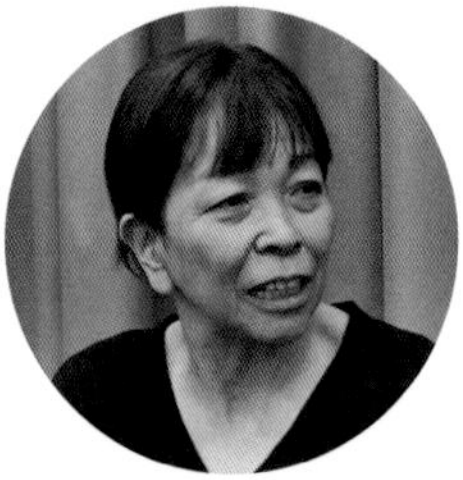

ミサコさん・61歳

痛みの部分	膝、腰
おもな症状	膝を曲げられず日常生活に支障が出る
原　因	おそらく布団につまずいて膝を痛めたこと
痛み歴	約30年

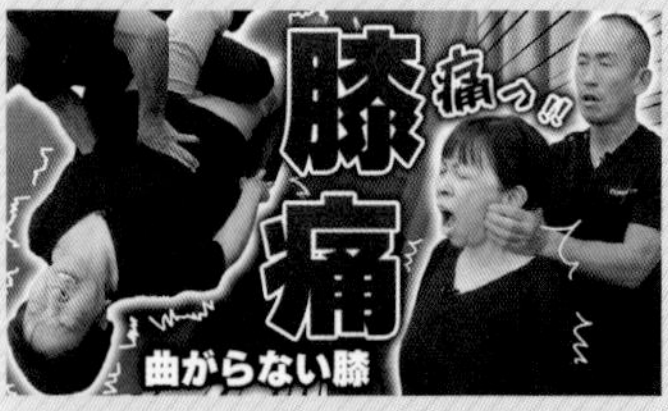

ミサコさんの神経系ストレッチをYouTubeでチェック！

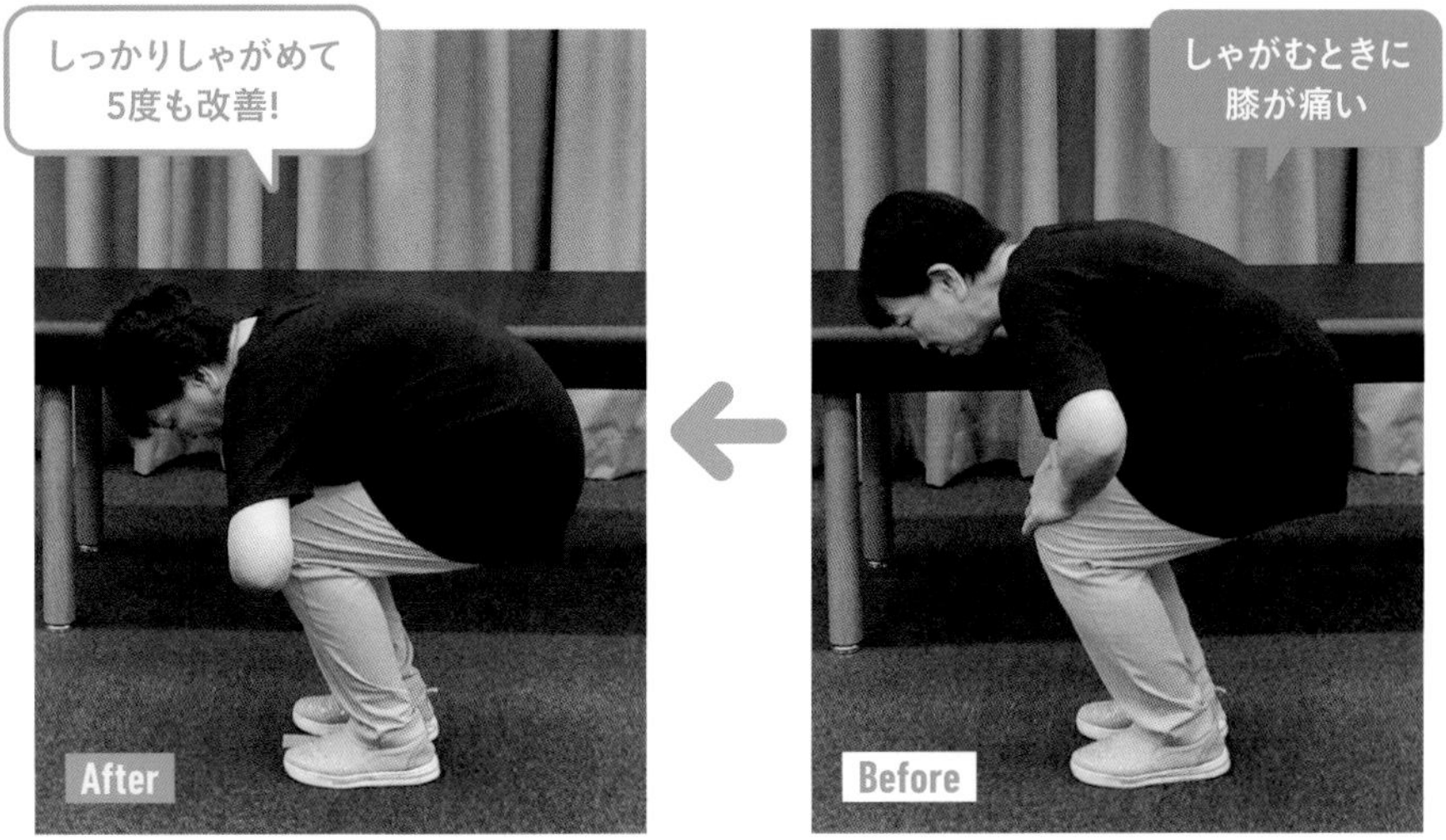
しゃがむときに
膝が痛い
Before
しっかりしゃがめて
5度も改善!
After

お産より痛かったけれど 15分で膝の痛みがラクに

最初の不調は、30年前に感じた左手のしびれまでさかのぼります。最初の子どもが生まれたとき、左腕ばかりで抱っこするクセがあり、手のしびれが出て、半年接骨院に通ったけれど治らず、ごまかしごまかしやってきました。

　さらに10年くらい前から不調が増え、五十肩に加え、座敷で布団につまずいたときくらいから膝の痛み、「おなかに力が入らない、重いものを持つ力がない」から始まった反り腰など、全身が痛い状態が続きました。あらゆるカイロプラクティックや接骨院に行ってみましたが、なかなか合う先生を見つけられず。口コミを見てから行ったのに残念というパターンが多く、どんどん誰を信頼していいかわからず、知らないところに行くのがこわくなりました。

　膝も痛いけれどイスには座れるし、なんとか歩くことはできるので、「このままでいるしかないのか…」と、半ばあきらめていたときのこと。娘が「兼子先生という人がすごいから、見てみて」と勧めてくれて、Hさん（※14ページに登場）の動画を見ました。痛みのつらさがわかるので一緒に泣きながら見て、「こんなによくなるなら行ってみたい」と思い、娘が応募してくれました。

　でも「もしかしたらすごくよくなるかもしれないけど、本当に全部わかってもらえるか

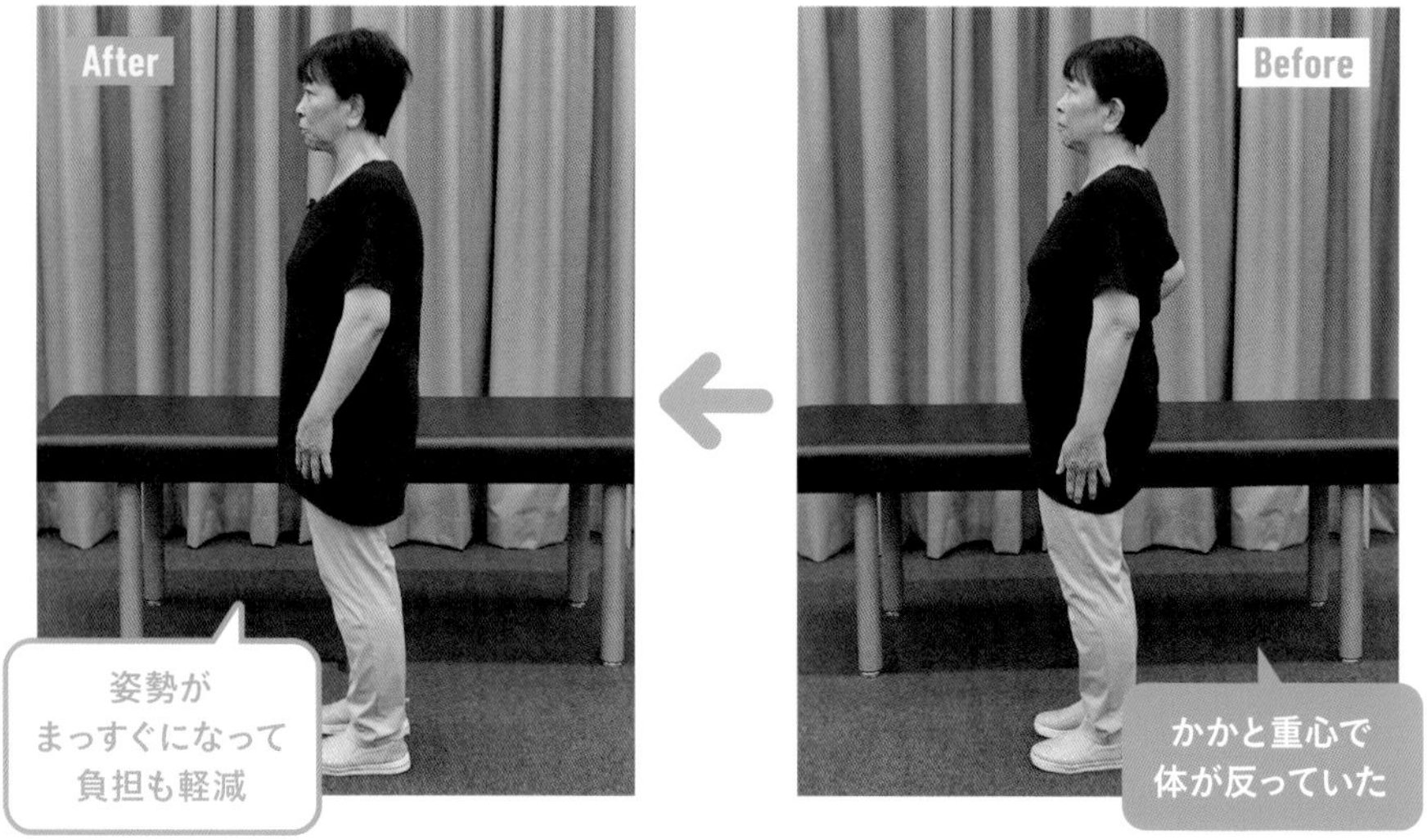
Before
かかと重心で体が反っていた
After
姿勢がまっすぐになって負担も軽減

な?」と、不安と期待が入り交じっていました。

　当日、何より驚いたのは、事前に問診のようなものがほとんどなく、いきなり施術に入ったこと。施術は「お産より痛い!」と涙が出て、この痛みを乗り越えれば確実に体の調子がよくなることがわかっているからギリギリ耐えられるくらいの痛さ(笑)。

　でも、そこさえ乗り越えれば、たった15分くらいで一気にラクになって「これはすごい」と肌で感じました。「膝ってこんなに軽かったんだ」という今までにない感覚を味わえて、撮影が終わったあとにトイレに行ったときにも、膝を曲げるのがとてもラクで。帰宅してからも、これまでつらかったお風呂で湯船につかる動作や、布団で寝るときもぐっとラクに。施術から10日ほどは絶好調な状態がキープできました。

　私のように長年ずっと不調をほうっておいた人でもよくなったので、痛みがここ最近の方ならもっとすぐよくなると思います。軽いうちに行って治してもらったほうがずっとラクに過ごせるから「ちょっとおかしいな」と思ったら、兼子先生を頼ってみてほしいです。今は義理の父の介護もあって、なかなか定期的に兼子先生のスタジオに通うのが難しいのですが、「兼子先生のところに行けば治してもらえる」と思うと心がとてもラクに生きられます。

＼兼子's アドバイス／

〈ミサコさんの膝の痛み〉

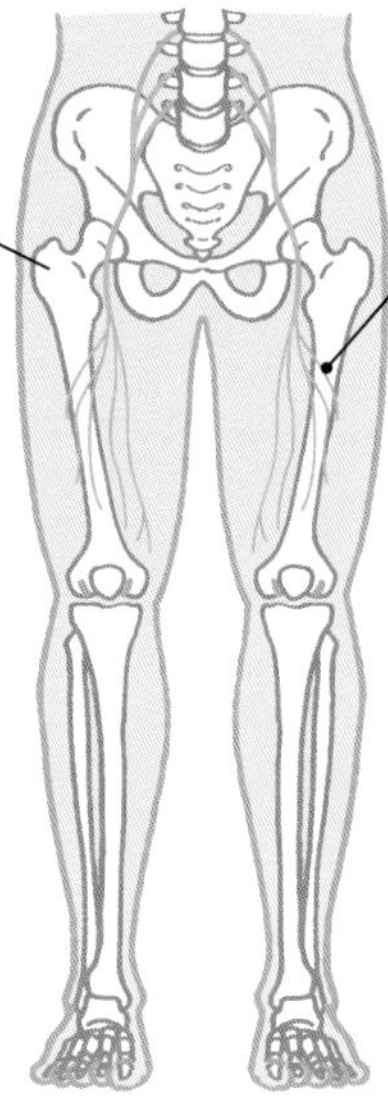

かかと重心の姿勢が
腰痛も膝の痛みも引き起こす

大腿骨の一部である「大転子」の真上に肩と耳がくるのが正しい姿勢。ですが、「踵骨《しょうこつ》重心」というかかとに重心を置いて立つクセがあり、後ろに反っているのが、ミサコさんの腰痛や膝痛の原因のひとつ。大腿神経のストレッチに加えて、背伸びしてゆっくりかかとを下ろすことで、自然と足の指を使って立てるので反り腰はよくなります。

反り腰プチ改善法は
背伸びして
ゆっくりかかとを下ろす

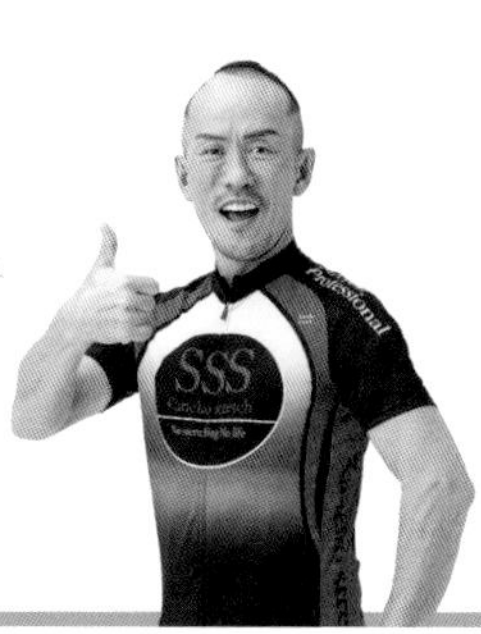

CASE 5
腰椎ヘルニア

杖で歩くのがやっとだった78歳。神経系ストレッチでスタスタ歩けるように！

痛みの部分　坐骨神経痛、腰（腰椎ヘルニア）

おもな症状　寝ることもままならないほどの痛み

原　因　お酒に酔って健康器具の上で寝て起きたら激痛

痛み歴　3カ月

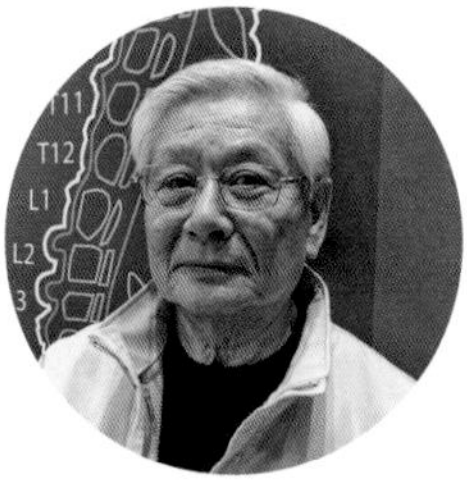

櫻井さん・78歳

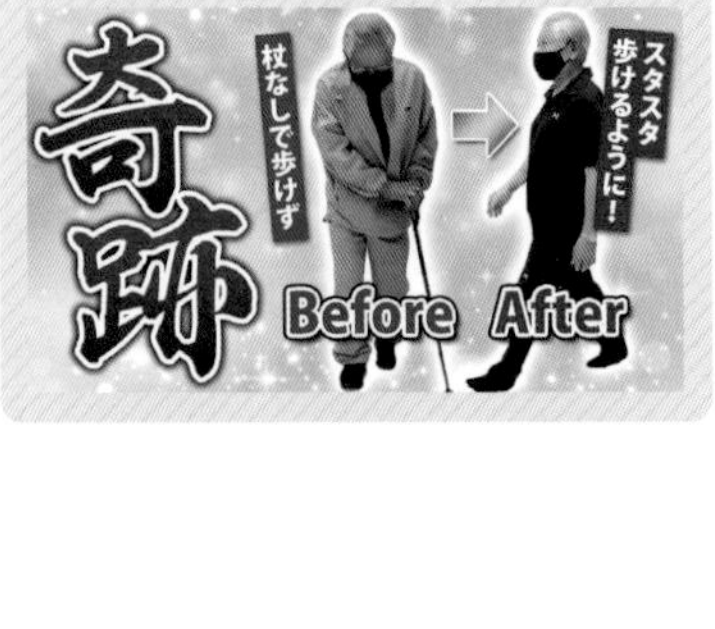

奇跡
杖なしで歩けず
スタスタ歩けるように！
Before
After

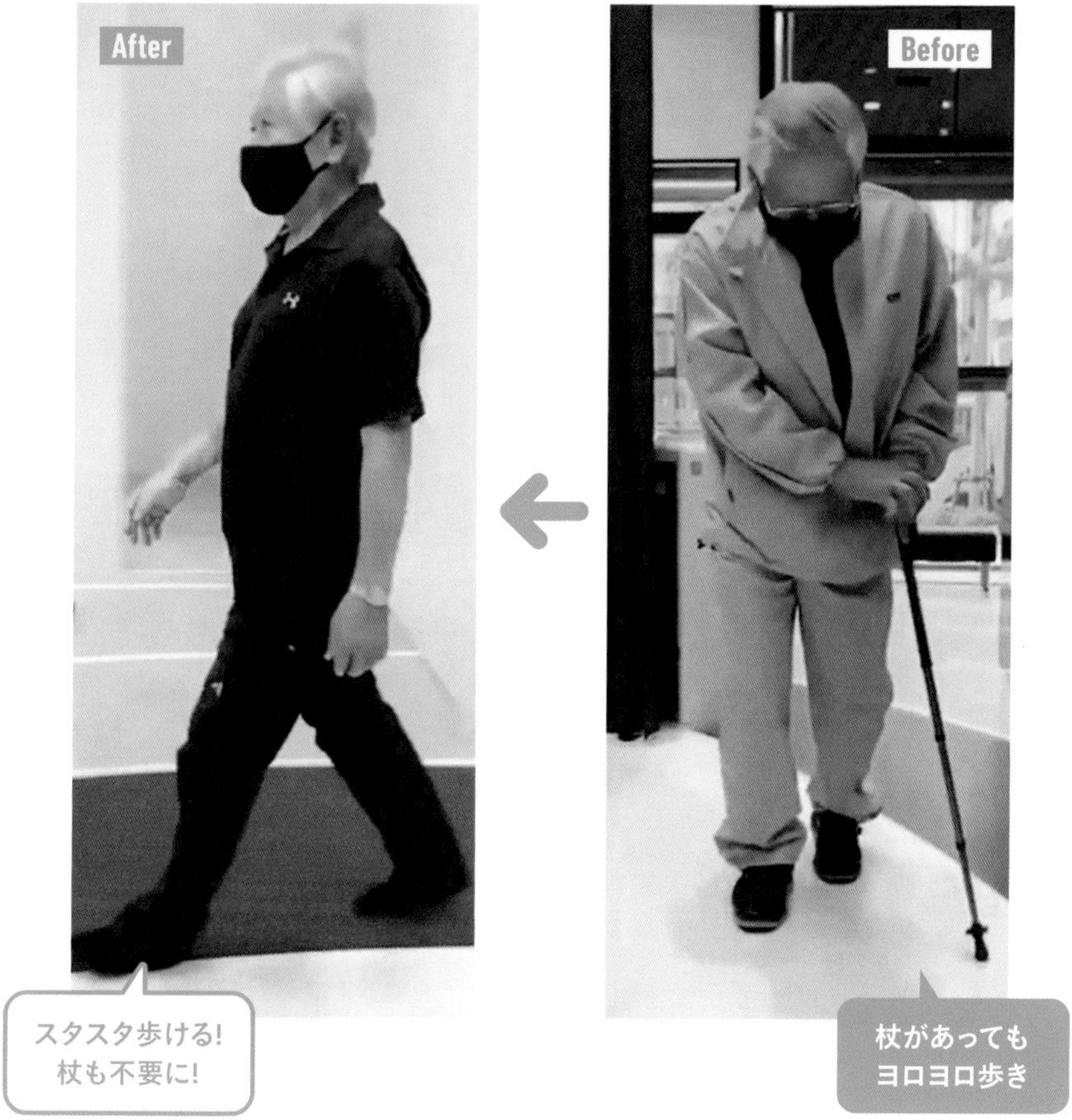
Before
杖があっても
ヨロヨロ歩き
After
スタスタ歩ける!
杖も不要に!

兼子先生の「神の手」で手術なしで奇跡の復活

20代のころから腰痛持ちで、疲れが腰に出るタイプでした。致命的に悪化したきっかけは、お酒に酔って、愛用していた健康器具の上で寝てしまったこと。起きたら激痛で、近所の柔道整復師さんの治療を受け、湿布をもらったものの、痛みは悪化する一方。そこで近所の総合病院でＭＲＩを撮ると、ヘルニアと坐骨神経痛の診断が出ました。

どの姿勢で寝ていても痛いし、歩けない、立てない。お手洗いにもはっていくほど。ブロック注射も、かなり強い痛み止めも効かない。2時間寝ては痛くて目が覚めるの繰り返しで、

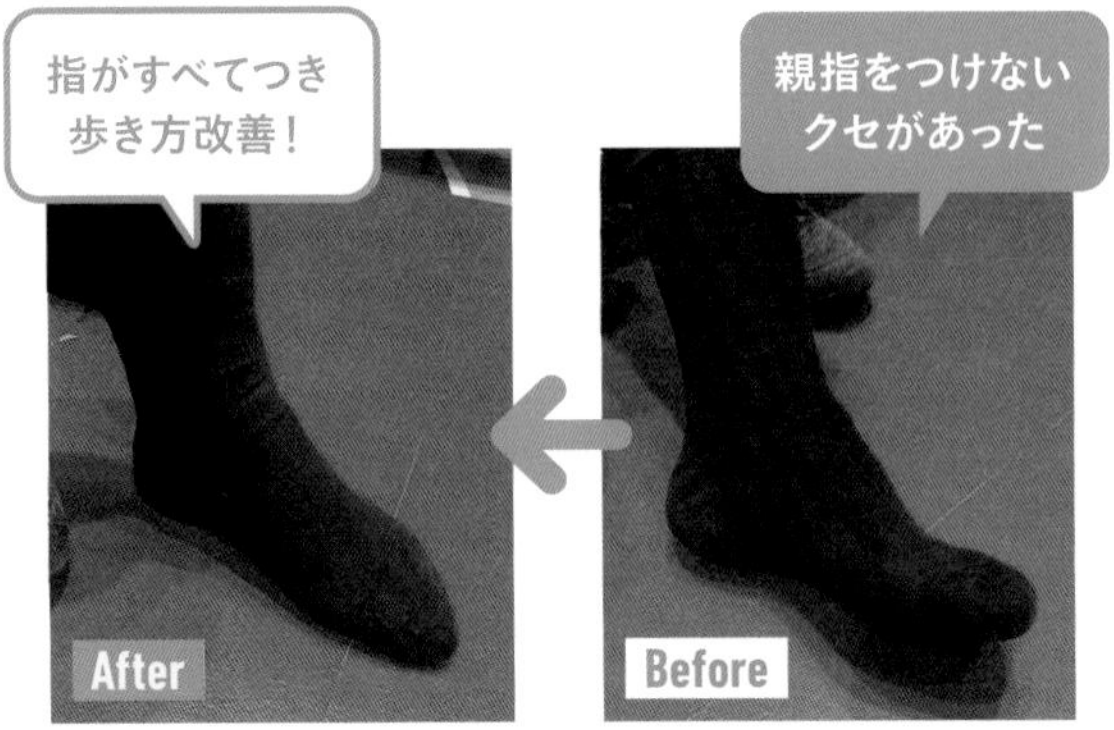

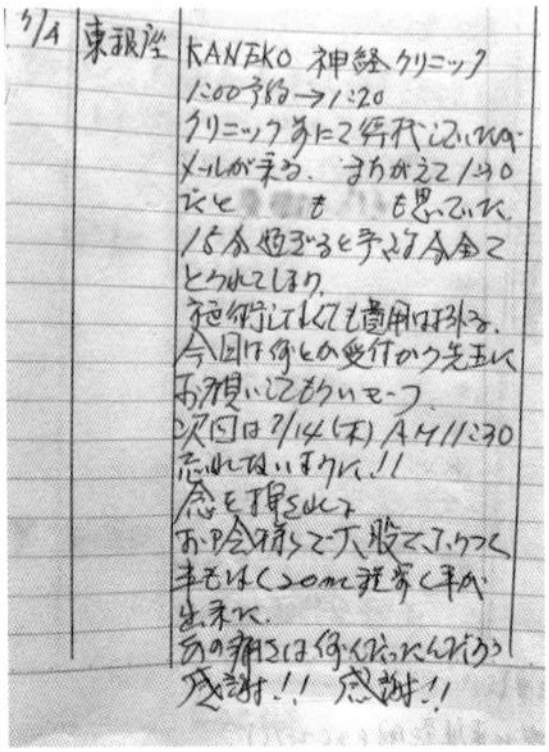

初めて兼子先生から施術を受けた日の櫻井さんの日記。「感謝!!」の思いにあふれている。

睡眠も生活もままならない。手術しても治るかどうかは五分五分。手術以外の方法を探していたら、息子が兼子先生を探しあてました。

兼子先生のスタジオに行き、スタッフの方に施術していただきました。その2週間後、兼子先生がじきじきに施術してくださることになり、初めてさわられたときに、「この先生だったら治してもらえる、大丈夫だ」と確信。あごや肩甲骨、腰などを施術され、あまりの痛さに悶絶。でも、施術終了後にこわごわと歩いたら、多少の違和感は残るものの、杖なしで歩けました。「感謝、感謝、感謝」です。

これは神の手だと、思わず握手をして、両手を合わせて拝んでしまったほど。ご近所の方からも「何をして治ったんですか」と聞かれたくらい、奇跡の復活です。翌週にもう一度兼子先生のスタジオに行ったときは、大股でふらつくことなく20m歩けました。あの痛みはなんだったんだろう、と思うほどです。

実は15年前に左足のかかとを複雑骨折して以来歩き方に変なクセがつき長い距離を歩けなかったのですが、歩き方も一から教えていただいて、自宅でもゴルフボールを踏んで足のアーチをやわらかくする特訓を開始。毎日数分やっていますが、そのかいがあり今では1時間スタスタ大股で歩けます。寝ていることさえできなかった私が、車の運転も普通にできるようになりました。兼子先生には「感謝！」。本当にその一言に尽きます。

\兼子's アドバイス/

〈櫻井さんの腰椎ヘルニア〉

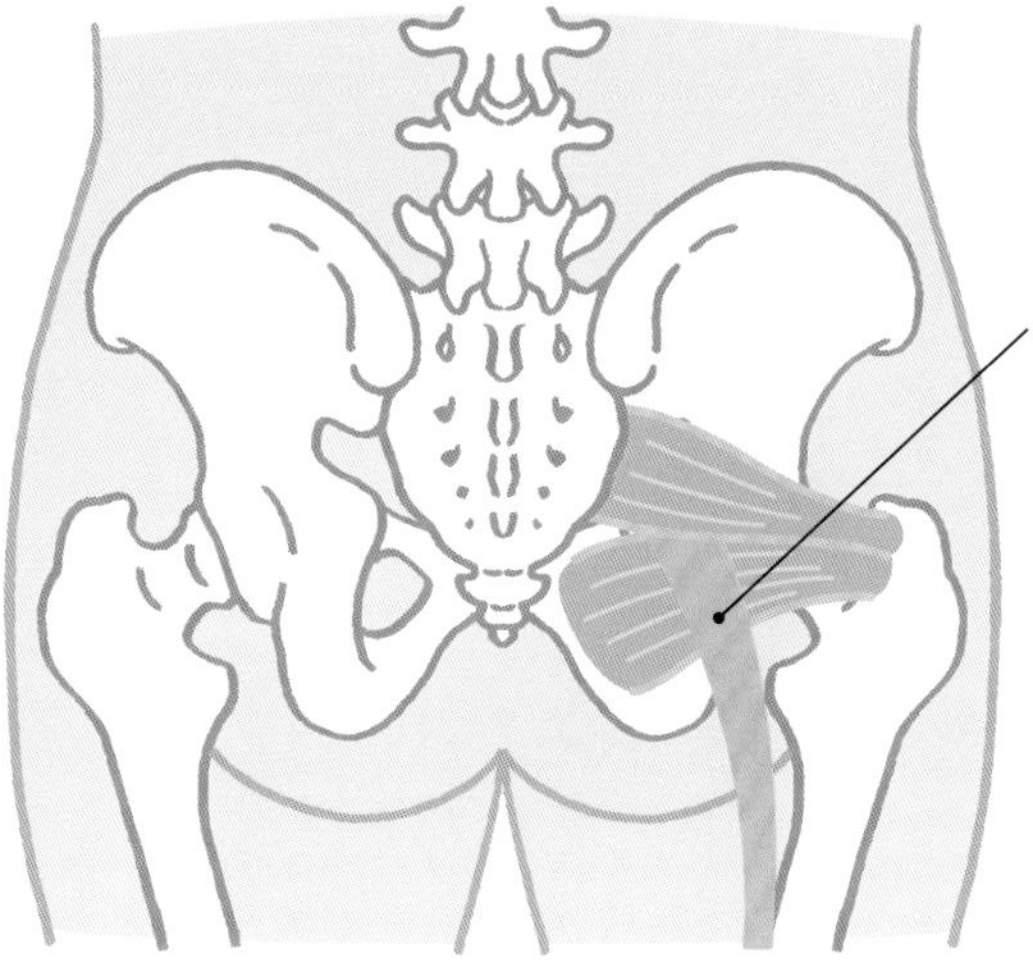

基本中の基本「姿勢と歩き方」徹底改善の努力で快方へ！

櫻井さんの不調の根本原因は坐骨神経。お尻から太ももの裏、膝の裏、すねの前、足の裏まで通っています。また、骨折以来かかとが外側に曲がり左の腰椎に負担がかかっていたので、歩くときはかかとからつくのではなく、親指からつくように意識してもらい、足の裏側に力を入れるように指導。努力を積み重ねた結果、無事にうちのスタジオを卒業されました。

寝るのさえつらい痛みも
体を正しく使えば
驚くほど改善します！

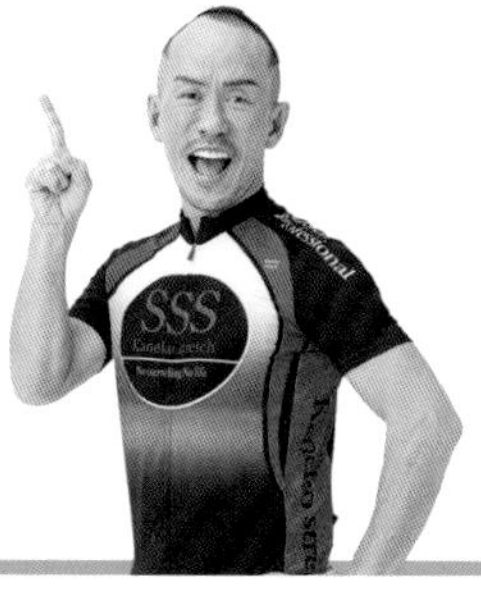

PART1で奇跡の治療ケースを紹介してきましたが、すべてを支える「神経系ストレッチ」とは、どのようなものなのでしょうか？　あらゆる症状に効果的な2つの神経系ストレッチを紹介します。

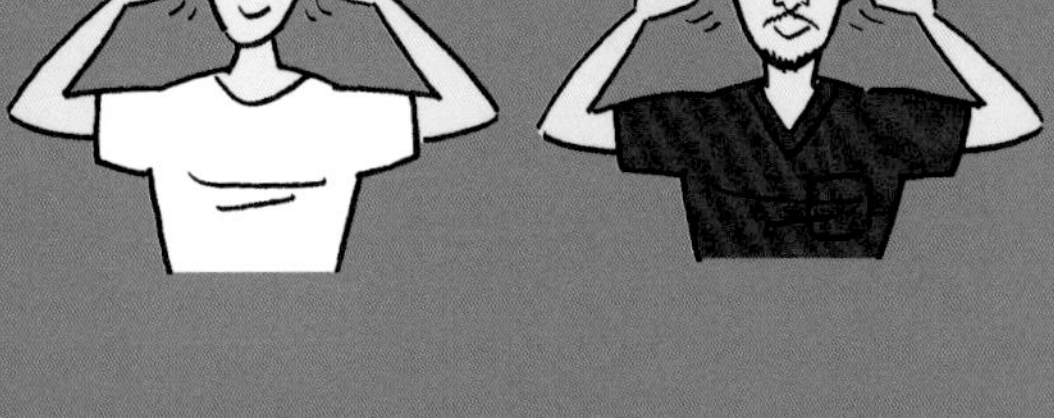

PART 2

長年の痛みがピタリと消える

神経系ストレッチとは？

痛みを引き起こしているのは
「神経」です。
圧迫されてズレた神経を
つまんで呼吸して正します。

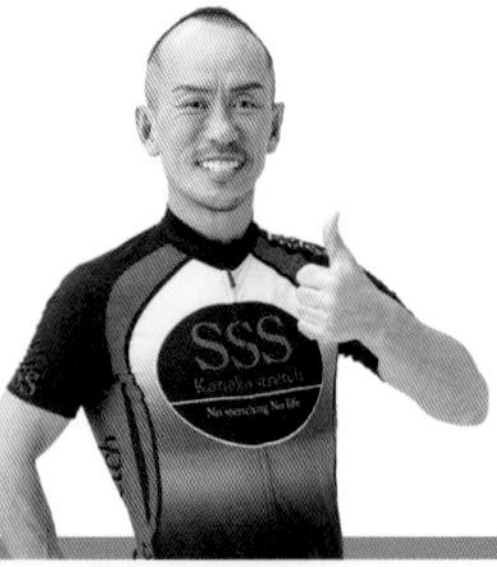

現代医学の盲点 神経が痛みの原因です

なぜ神経系ストレッチで痛みが消えるのか、まずは痛みの原因から説明していきましょう。特定の場所に発生したケガなどではない、「痛みの場所が特定できないor移動する」、「3カ月以上痛みが続いている」場合は、体のどこかの神経が圧迫され、ズレることで痛みが発生していることがほとんどです。

ケガや骨折ではないけれど痛みがある「慢性疼痛」と呼ばれる分野は、現在の医学ではカバーできていない盲点。痛み止めや湿布などの対症療法、もしくはよくなるかどうかが保証されていない手術が採用されることが多いですが、神経系ストレッチでは、痛みを引き起こしている神経のズレにアプローチし、根本治療を目指します。

神経系ストレッチで慢性疼痛を解決し、また同じ痛みが発生しないように姿勢や歩き方のゆがみを改善する。この兼子メソッドを心がけることで、痛みと縁遠い幸せな長生き人生がおくれるはず。「年をとったら体のどこかが痛いのは、あたりまえ」ではないのです。

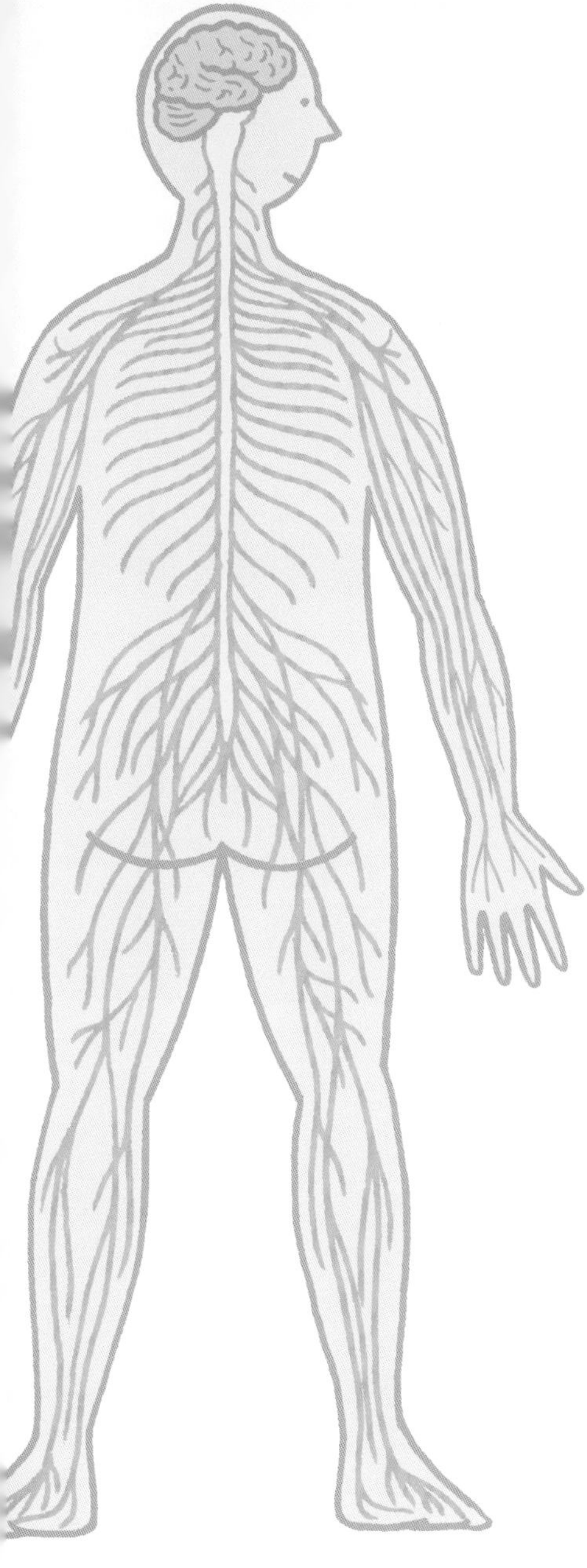

- 長年の痛みに効く
- 短時間で効果
- 筋肉を伸ばすより痛みが少ない
- 効果が長続きし、元に戻りにくい

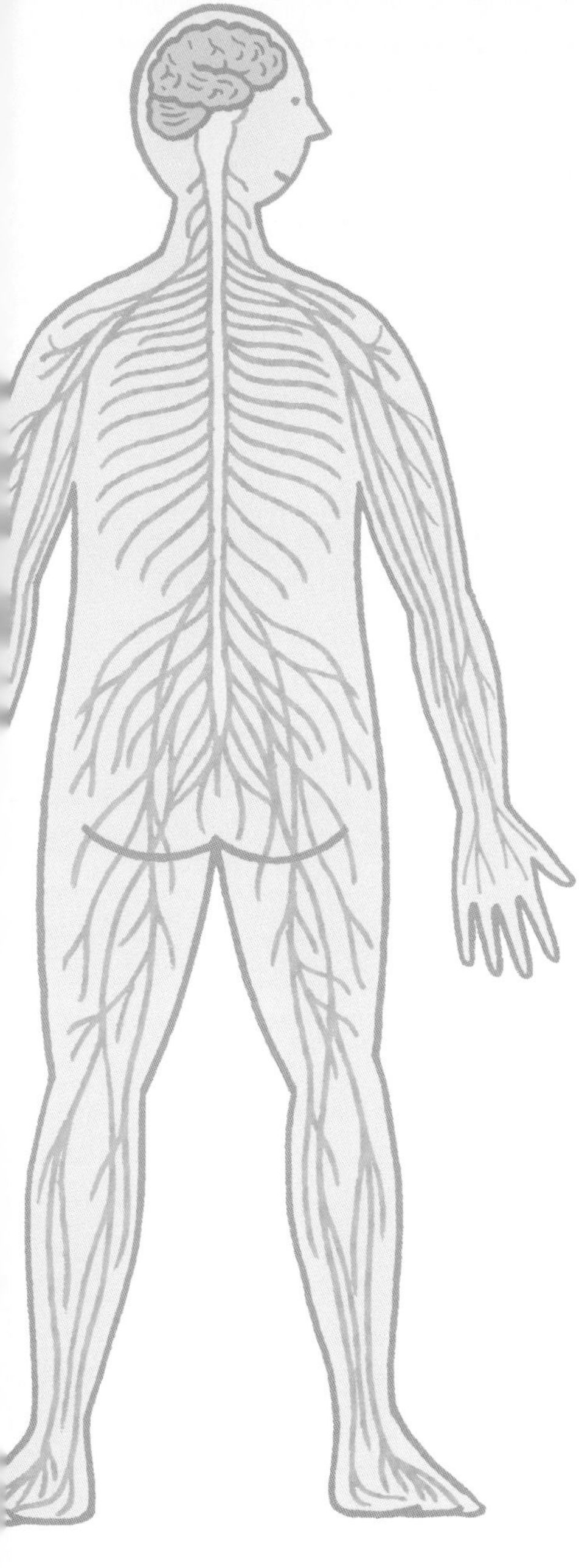

痛みの根本に訴えかけて効率的に改善します

慢性疼痛の9割以上は、神経が原因です。神経系ストレッチは筋肉を伸ばすストレッチとは異なり、痛みの原因である神経のズレを正して、痛みを根本から取り去ることを目的としたストレッチです。

筋肉のストレッチは時間がたつと痛みが再発してしまうことがありますが、神経系ストレッチの場合は、原因となっている場所さえ突き止められれば、短時間で改善し、効果が長期間続き、元に戻りにくいという特徴があり、とても効率的です。

どこに行っても治らなかった長年の痛みが改善されたケースも数多く、あきらめていた悩みを解決できる可能性があります。

慢性疼痛の場合、筋肉をほぐす必要はないと考えています。そもそも筋肉を動かしているのは神経です。筋肉へのアプローチは、表層へのアプローチでしかありません。それよりも痛みの一番の根源である神経のズレを神経系ストレッチで正し、体が動きやすい状態をつくること。すると痛みは自然と消えていくのです。

基本① すべての痛みは耳のかたさから

まずは 10秒 耳の神経系ストレッチ

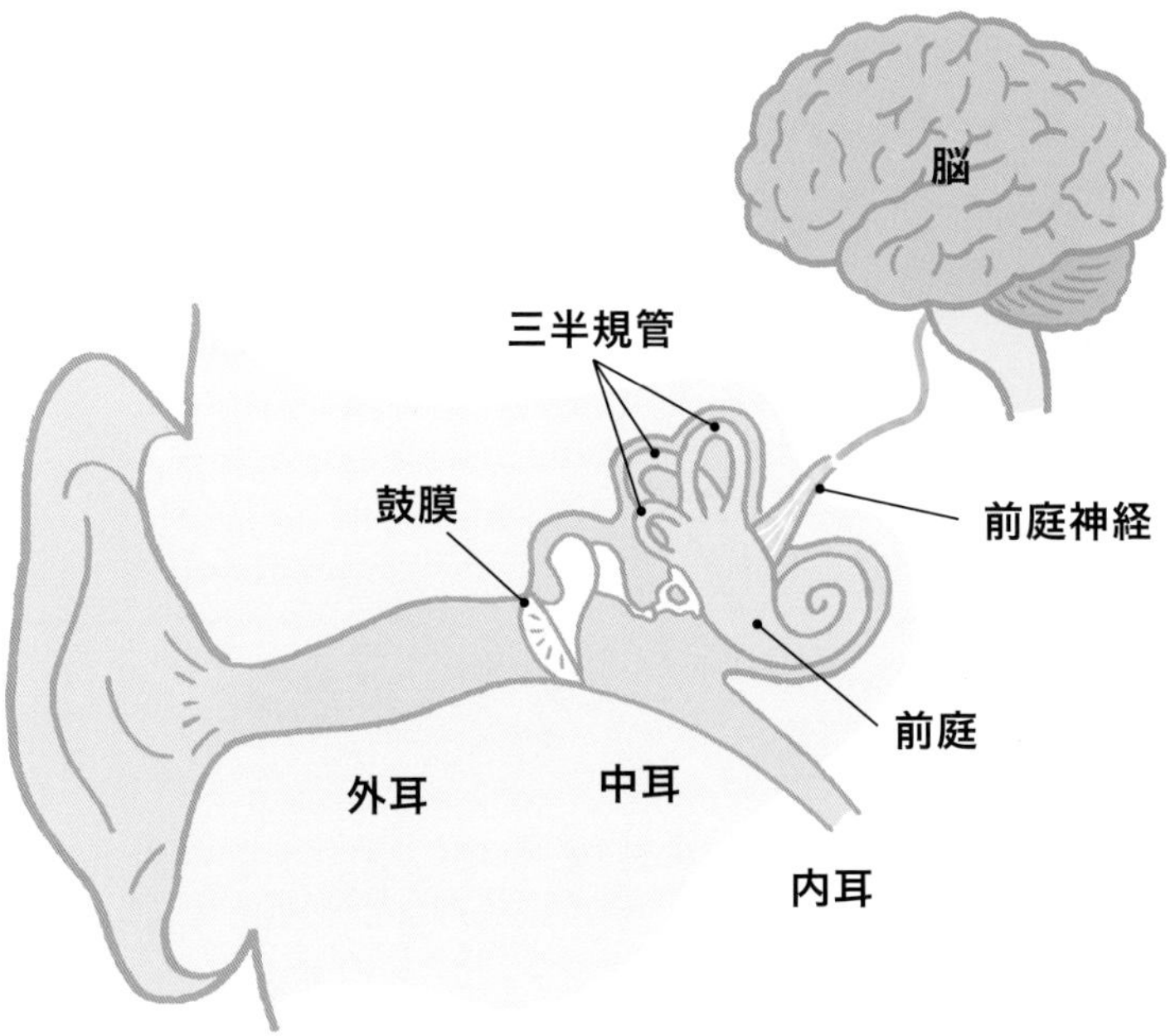

気圧の変化や片頭痛など身近な痛みを解決

人間の疲労は大きく分けて体の疲れと心の疲れの2種類があります。「心」を科学的に言い換えると「脳神経」ですが、耳の神経「前庭覚」は脳神経と直結しているため、耳をほぐすと脳の緊張がほぐれます。

脳が疲れているか見抜く簡単な方法があるので、試しにやってみましょう。目を閉じて10秒片足立ちをしてみてください。脳が疲れていると、すぐにふらつきます。目を開けた状態で片足立ちをするよりずっと難しいはずです。「自分がまっすぐ立っていること」を認識するセンサーは、足の裏と目、そして耳の神経・前庭覚にあります。普段は目が約80％の情報を受容するので、目からの情報を遮断すると、脳につながる前庭覚の役目が大きくなり、耳、ひいては脳が疲れているか見抜けます。「なんか疲れている」ときは、前庭神経を使いすぎていることが多いです。

疲労をはじめ、天気や気圧の変化による体調不良や頭痛、首の痛みなど、さまざまな不調が、前庭覚や内耳神経など、耳につながる脳神経と関連があります。耳をほぐすことで、これらの神経の緊張がほぐされて元気になれます。やり方は誰でもできるくらい簡単です。ぜひ耳の神経系ストレッチを習慣にしてみてください。

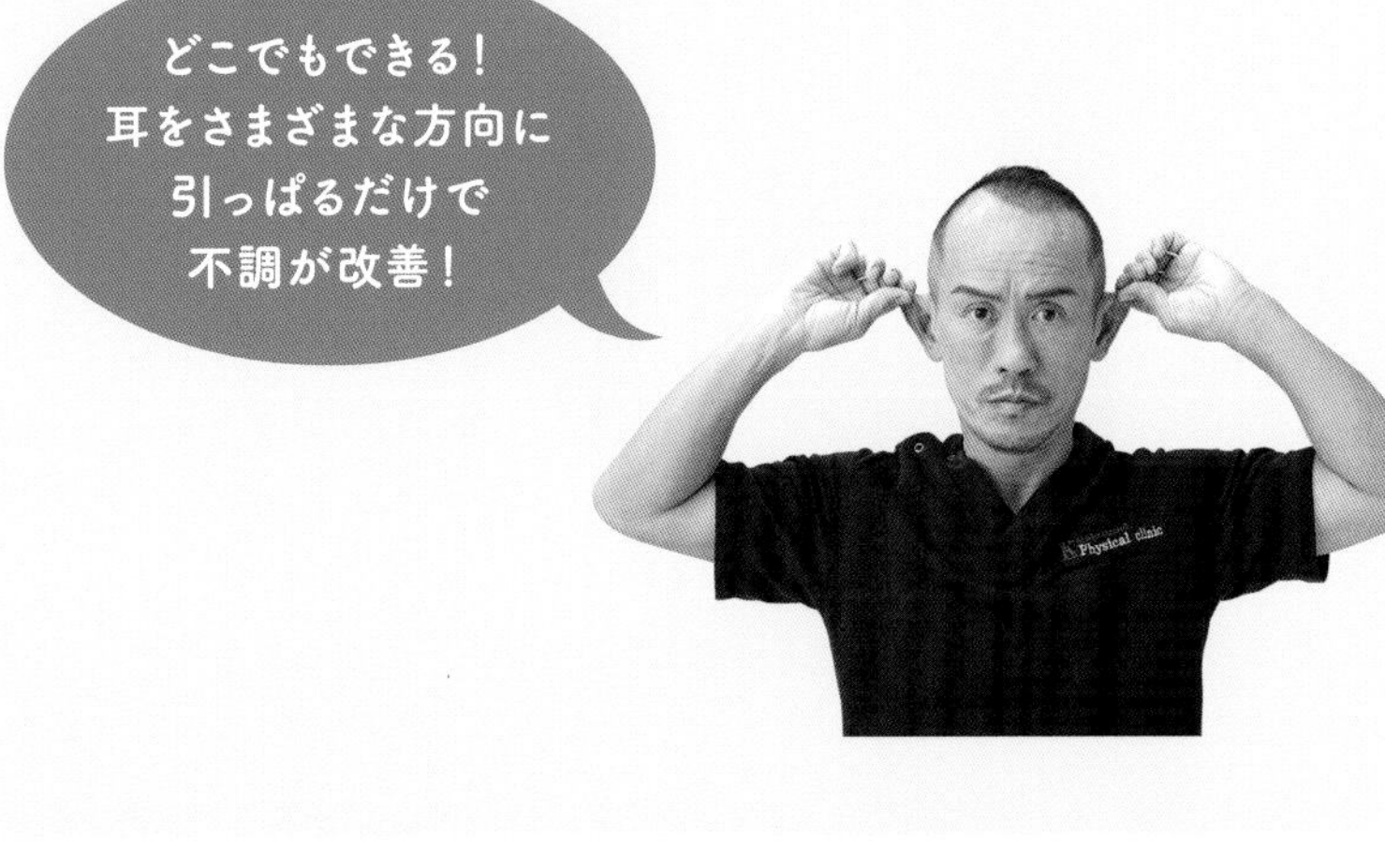
どこでもできる！
耳をさまざまな方向に
引っぱるだけで
不調が改善！
Physical clinic

基本①

耳の神経系ストレッチのやり方

1

耳輪を引っぱる

まずは耳の上の部分「耳輪」をつまんで、斜め上の方向に1秒×10回引っぱります。引っぱるときに口からフーッと息を吐きます。

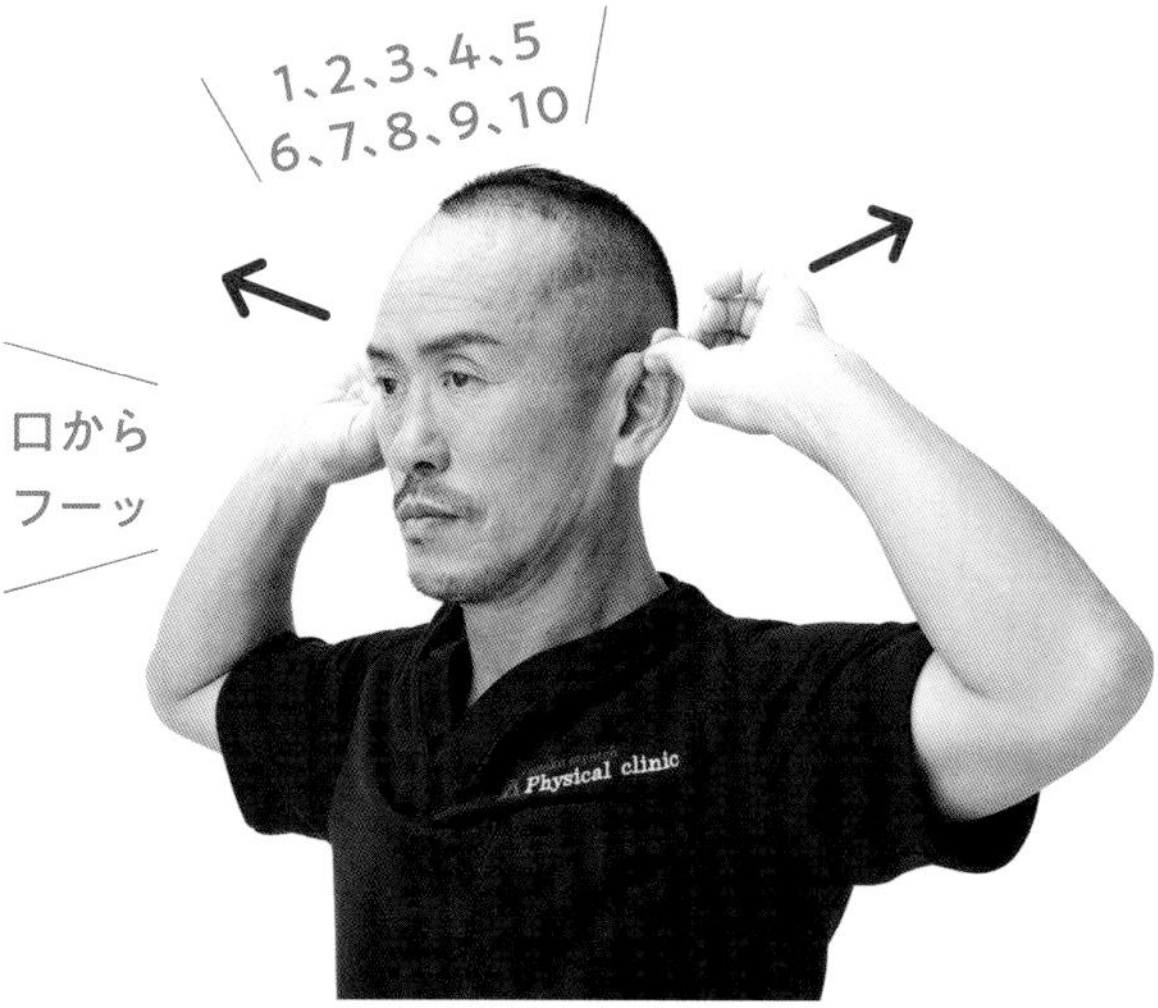

耳について知ってみよう

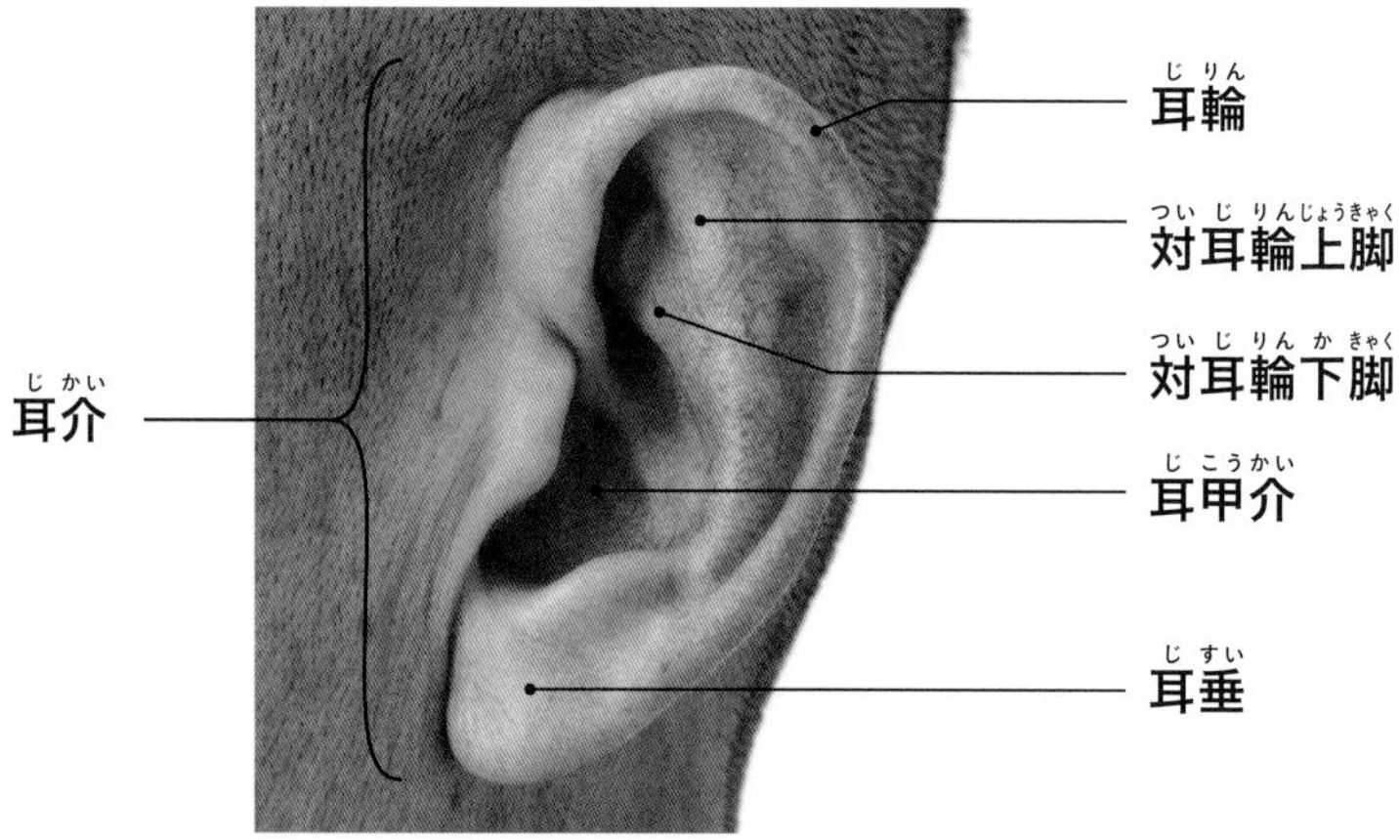

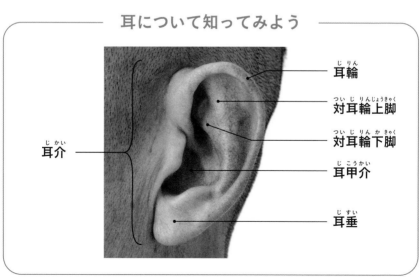

2

対耳輪上脚を引っぱる

耳の少し中にあるふわっとした部分「対耳輪上脚」をつまんで10回引っぱります。

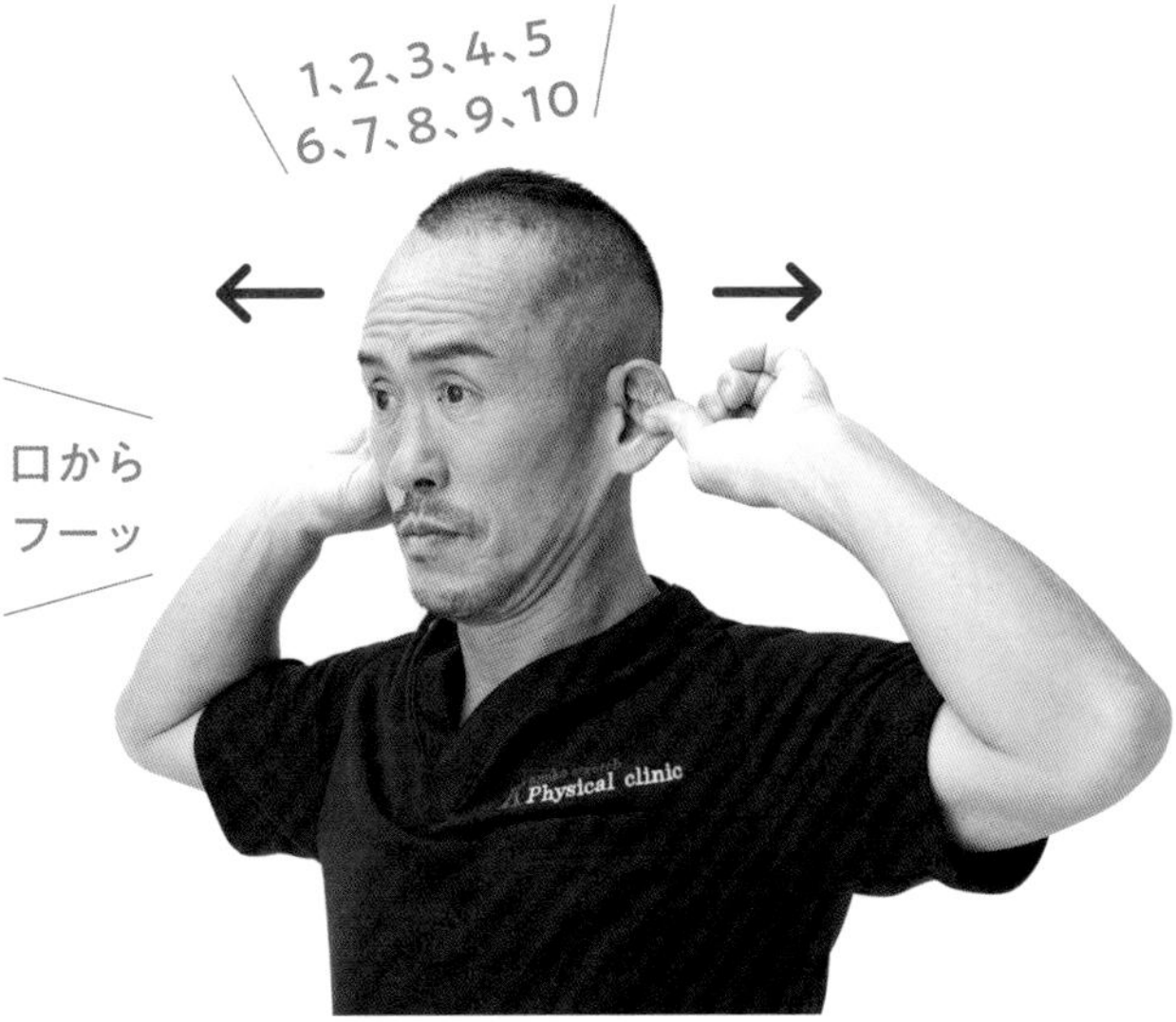

3

耳垂を引っぱる

耳たぶと呼んでいる「耳垂」をつまみ、外側に伸ばすイメージで5回ほど下に引っぱります。

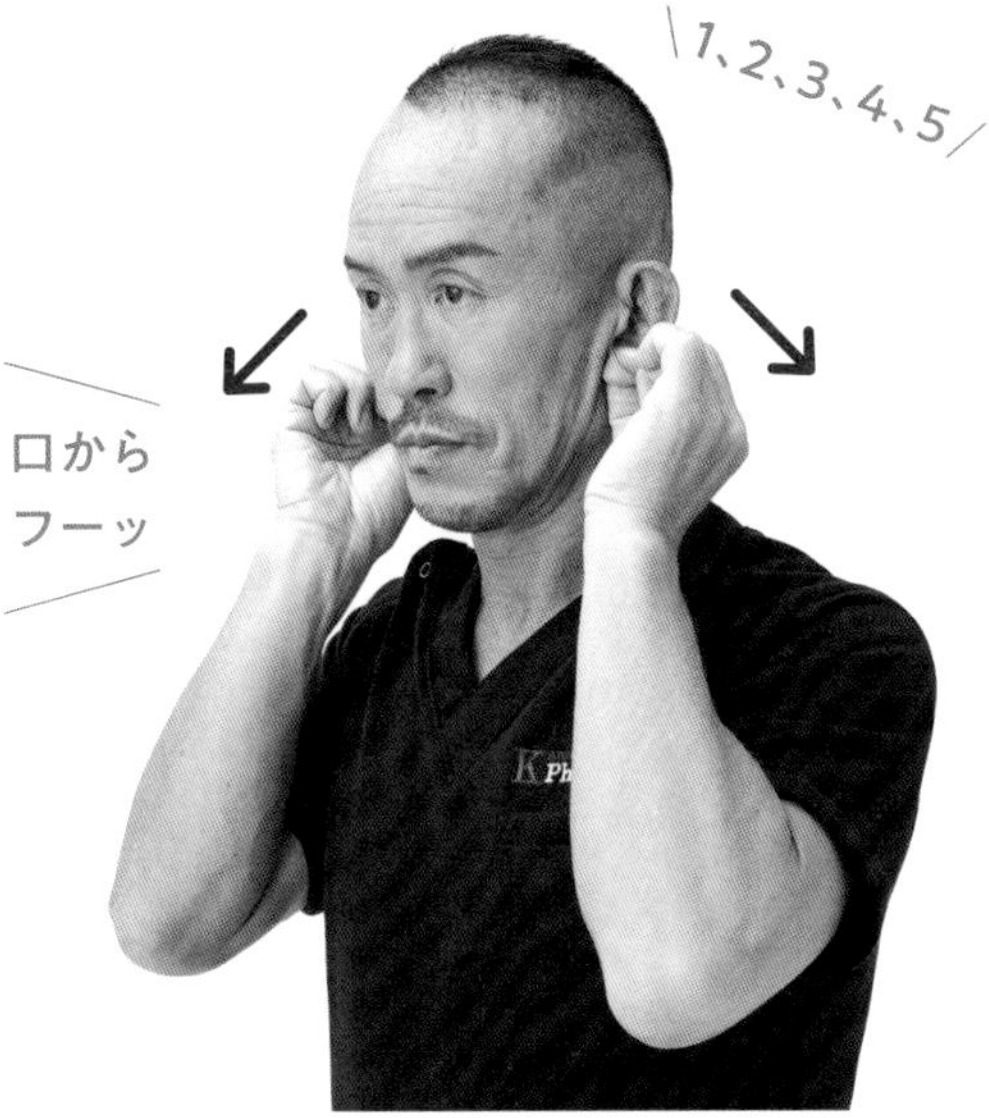

YouTubeでもチェック!

5秒

続いて 咬筋《こうきん》の 神経系ストレッチ

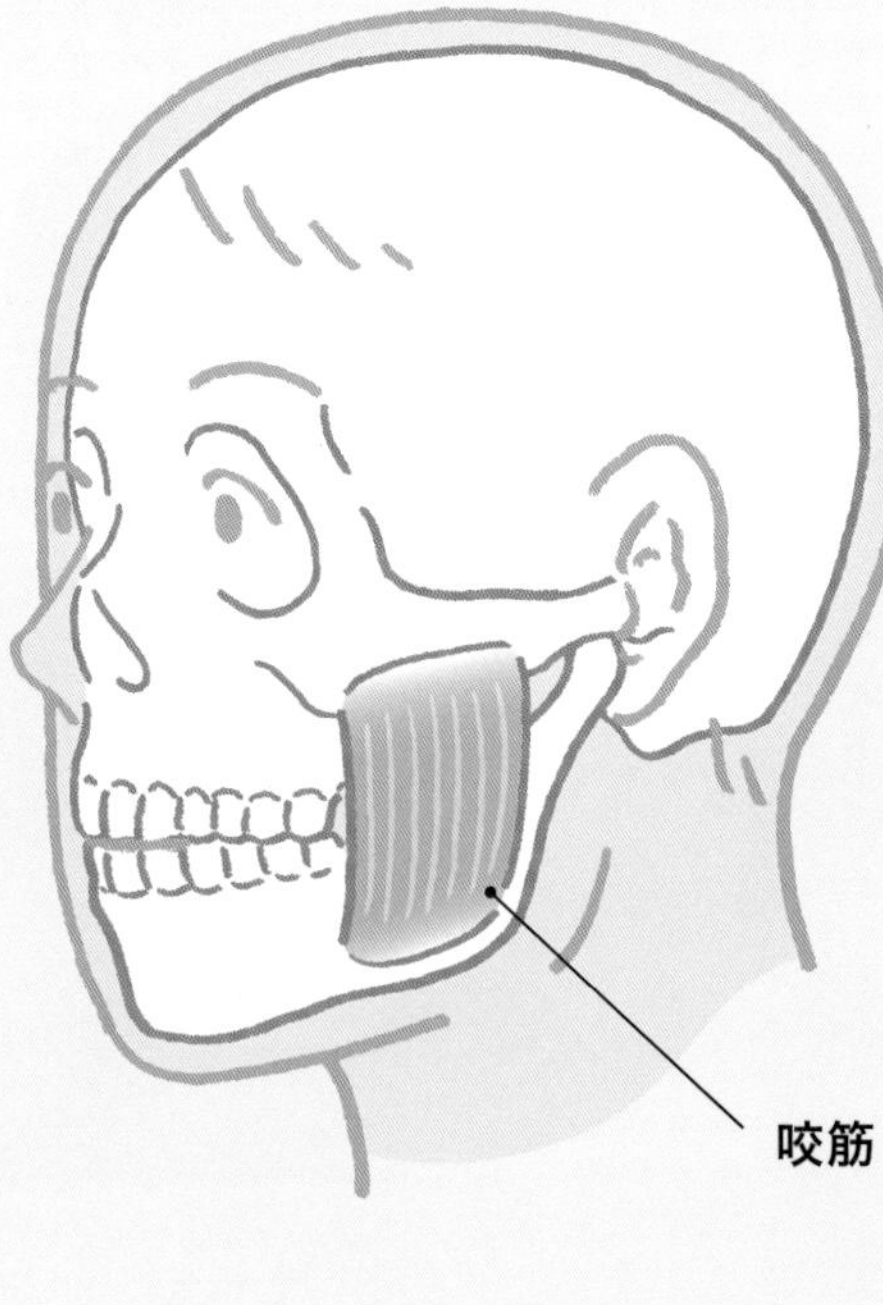

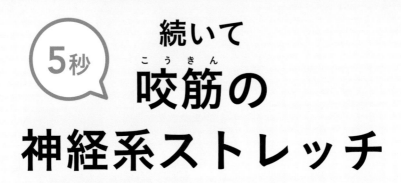

無意識のくいしばりが首や肩、頭痛やしびれに

ほおをさわった状態で、軽く上下の歯をかみ合わせてみてください。もりっと動いた筋肉があるはずです。それが「咬筋《こうきん》」です。

この咬筋の緊張は、体重と同じくらいの、非常に重い負荷がかかるといわれている「くいしばり」。このくいしばりが体全体を緊張させ、首や肩の痛みを誘発しやすくなります。

「くいしばり」は、起きている間よりも、寝ている間に無意識にかんで発生しやすいため、咬筋による痛みは予防が難しいもの。ただ、寝る前に咬筋の神経系ストレッチを行い、ゆるめることで、体に緊張がかからない状態になることがおおいにあります。

あごのズレやゆがみによるくいしばりが、首の痛みや肩こり、しびれ、頭痛、さらにはあごの緊張が首の緊張を呼び、腕が上がらなくなる四十肩・五十肩など、あらゆる不調の原因となっている可能性があります。咬筋の神経系ストレッチで、人によってはとても多くの部位に効果が期待できます。

慢性疼痛や不調があり、ストレッチしてもよくならなくて困っているという方は、ぜひ一度、咬筋の神経系ストレッチを試してみてください。

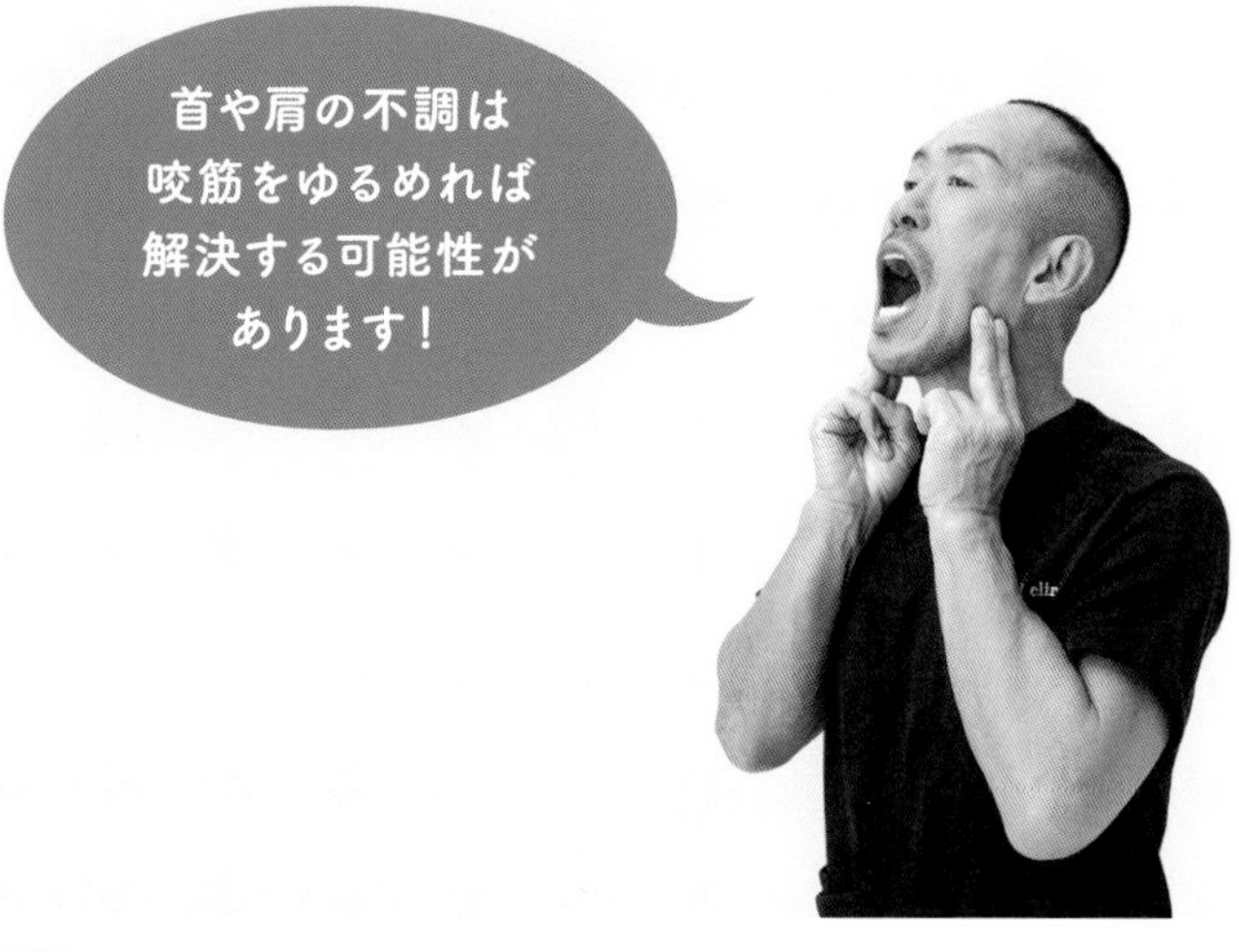
首や肩の不調は
咬筋をゆるめれば
解決する可能性が
あります！

基本②

咬筋の神経系ストレッチのやり方

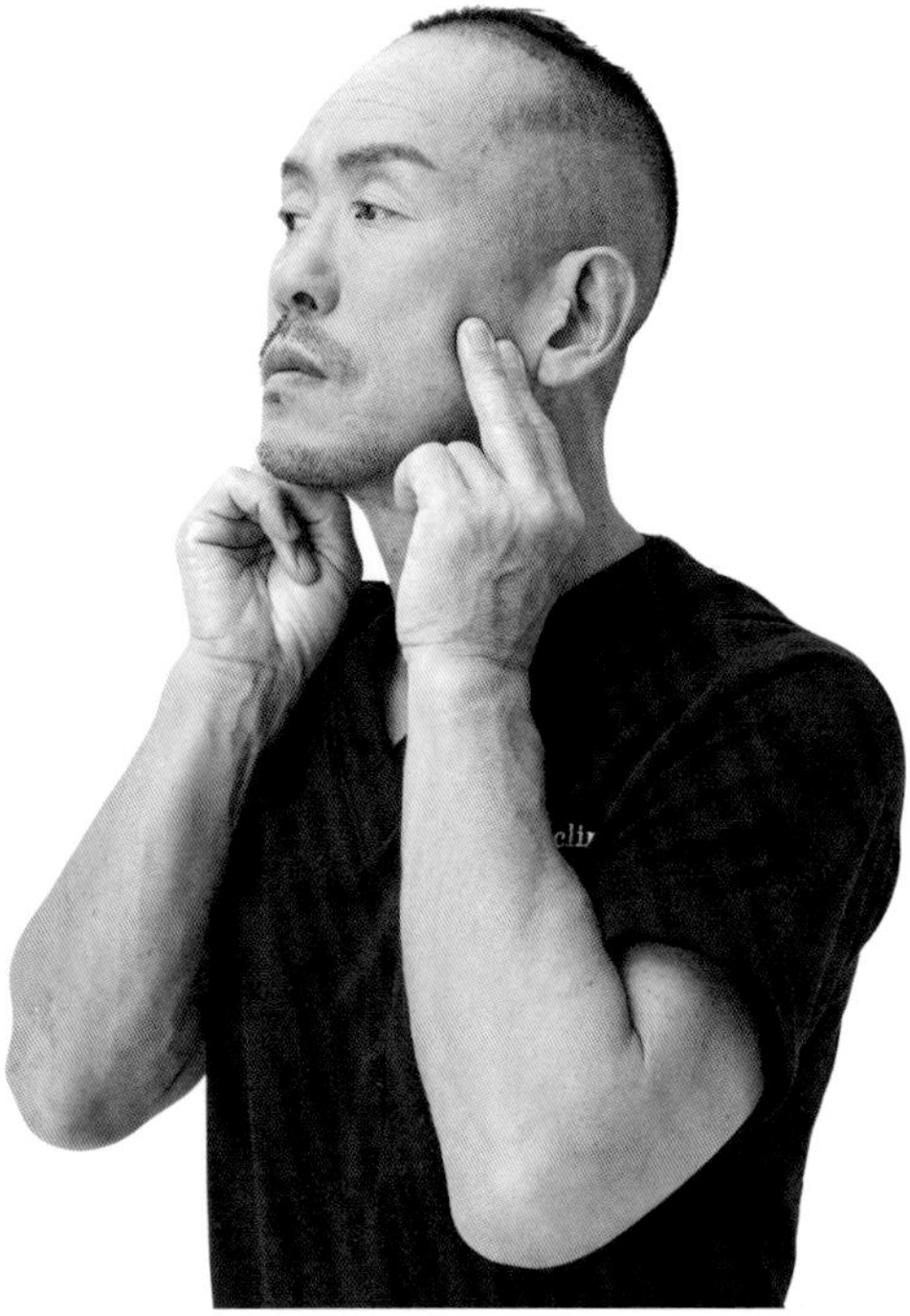

1

咬筋の位置をチェック

ほおに手を当て、歯を一度かみ合わせ、もりっと動いた部分が「咬筋」です。そこに人さし指と中指を当てます。

＼POINT／

寝る前に行うと効果的！

YouTubeでもチェック!

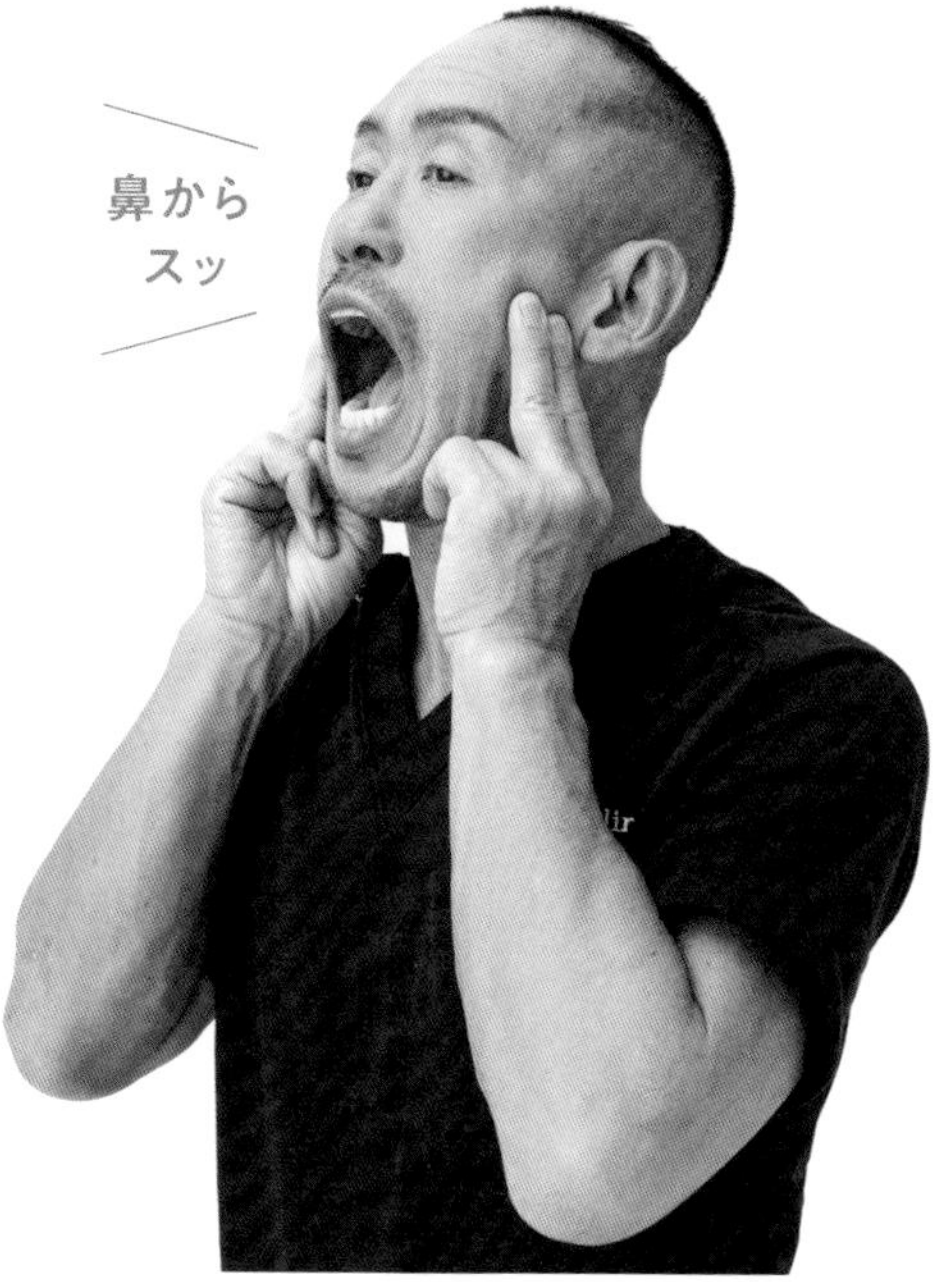

2

息を吸って口を開ける

指を当てた状態で、口を大きく開け鼻から息を吸います。恥ずかしがらず大きく開けるのがポイントです。

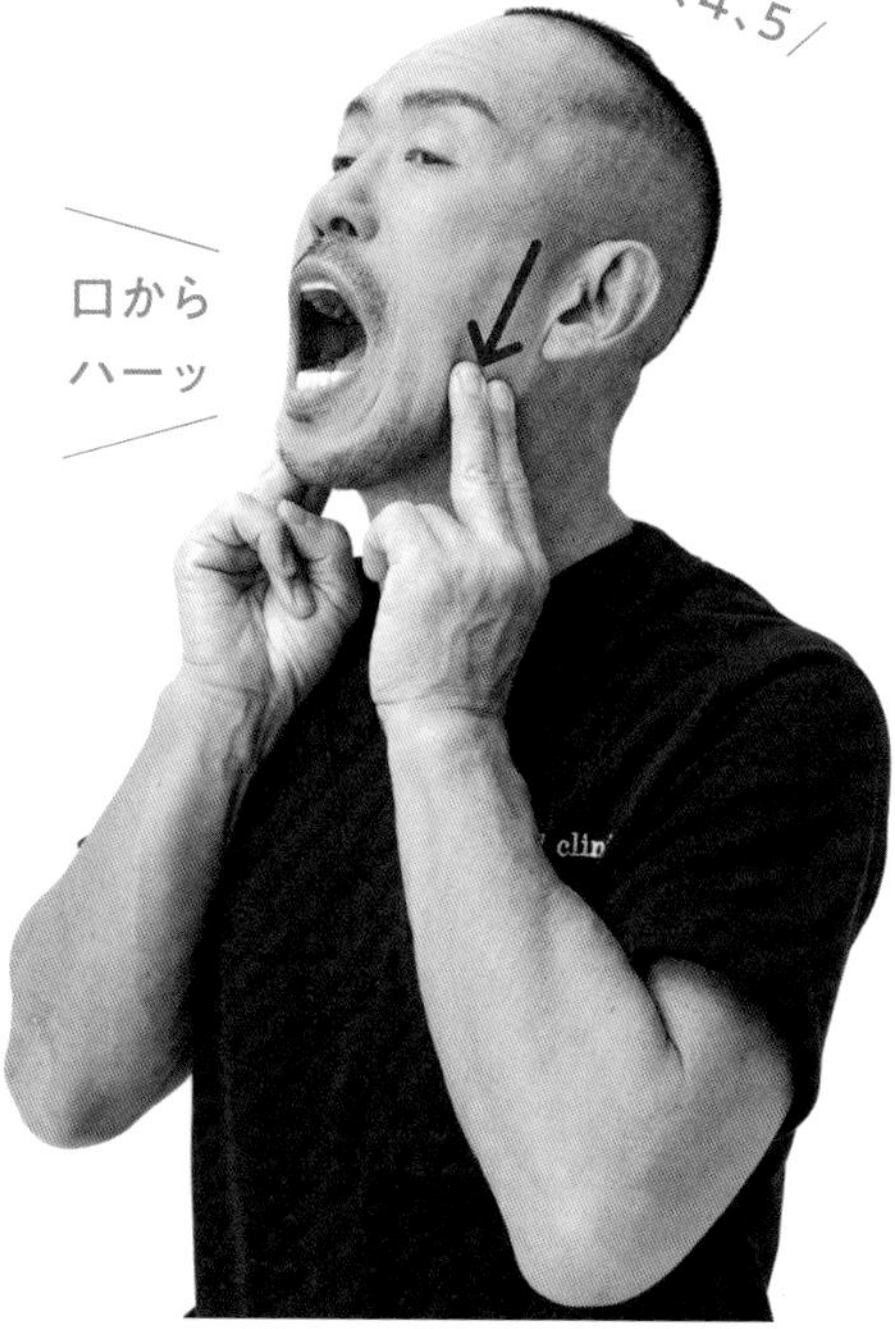

3

指を上から下へすべらせる

口から息を吐きながら、5秒かけて咬筋を上から下へ指でなぞります。これを2～3回繰り返します。

もっと知りたい
神経系ストレッチ Q&A

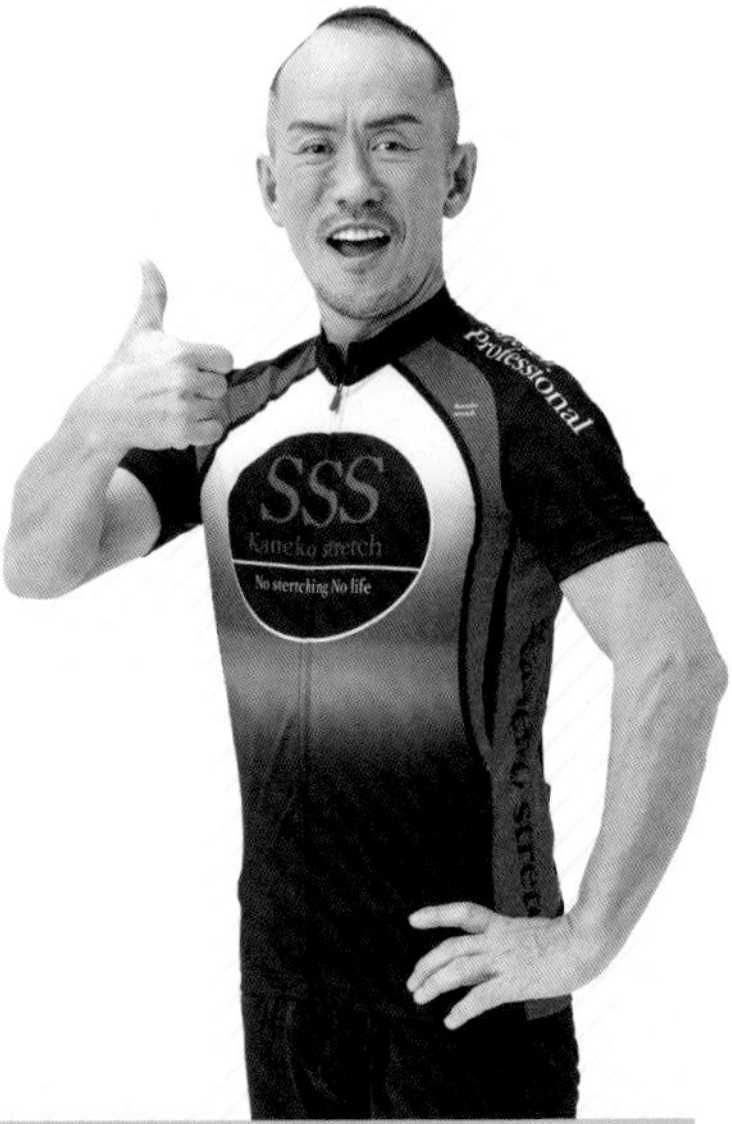

Q まずはどこからストレッチを始めるべき？

A やっぱり「耳」がおすすめです

あらゆる不調を改善できるのに、特別なコツも必要なく、簡単に行える「耳の神経系ストレッチ（42〜43ページ）」から始めてみましょう。耳をつまんで呼吸するだけで神経系ストレッチの効果を手軽に実感できるはずです。ぜひ、毎日の習慣にしてください。

Q セルフストレッチでも効果はありますか?

A もちろんです! 迷ったら動画もチェック

ポイントを押さえれば誰でも簡単にできますよ。基本の2つの神経系ストレッチは動画へのQRコードもつけているので、見ながら行うとコツがわかりやすいはず。それでも難しければ、一度お近くのSSSスタジオで、プロの技や力の入れぐあいを学ぶのも手です。

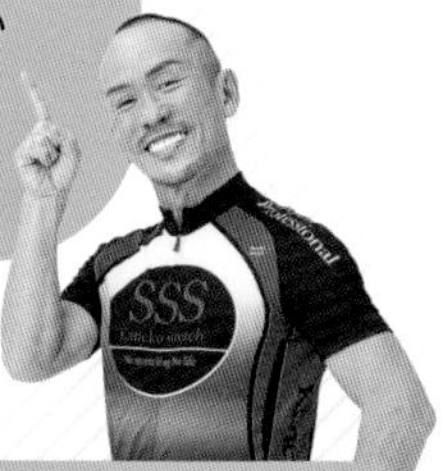

Q 神経系ストレッチは、いつ、何回やるのが効果的?

A いつでもOK。回数は各ストレッチで紹介

基本的にはいつでもOKです。咬筋のストレッチは寝る前に行うとより効果的ですが、できるときでかまいません。回数はそれぞれのストレッチに目安を示しています。何よりも「継続は力なり」。どの神経系ストレッチも短時間でできるので、ぜひ習慣にしてみてください。痛みを引き起こしていた神経のズレが自然と正しくなっていきます。

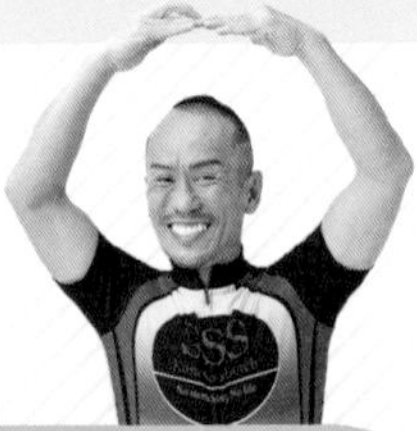

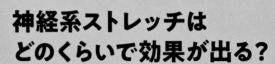

神経系ストレッチはどのくらいで効果が出る？

基本的に、やったらすぐに効果が出ます！

僕が施術する場合は、長年悩まされた痛みでさえ1回で消えてしまうケースもあります。ご自身で行う場合も軽い痛みであればすぐに、遅くとも１カ月続ければなんらかの効果を実感できるでしょう。感じられない場合は場所が違うか、ストレッチ強度が足りない可能性があります。

神経系ストレッチで意識するべきことは？

鼻からスッと息を吸い、口からフーッと息を吐いて

神経系ストレッチをやるときに意識してほしいのは「呼吸」です。鼻からスッと息を吸い、口からフーッと息を吐きながらやってください。呼吸することによって緊張してこわばった神経がゆるむので、神経のズレを正しい位置に戻しやすいからです。息を止めていると神経の緊張がほぐれませんよ！

Q 病院や接骨院でも改善しない症状がよくなるのはなぜ？

A 世界的には理学療法士が慢性疼痛の加療を担っています

慢性疼痛は、病院の整形外科では治療法がなく、接骨院や整体でも改善しにくいもの。特に接骨院の柔道整復師は解剖学は学んでいますが医学とは別の分野です。神経系ストレッチのベースにあるリハビリテーション医学は、僕たち理学療法士の専門分野。痛みの根本原因にアプローチできます。

Q 慢性疼痛を放置してしまうとどんな悪いことが起きるの？

A ストレスホルモン増加などメンタルにも悪影響

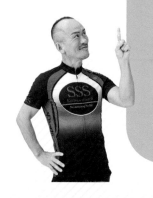

「多少痛いけど、ガマンすれば全然平気」くらいの方こそ要注意。痛みを放置していると、ストレスホルモンであるコルチゾールが増加し、人によっては精神に悪影響を及ぼしてしまう可能性も。集中力も低下しますし、いいことはありません。今すぐ神経系ストレッチで改善を！

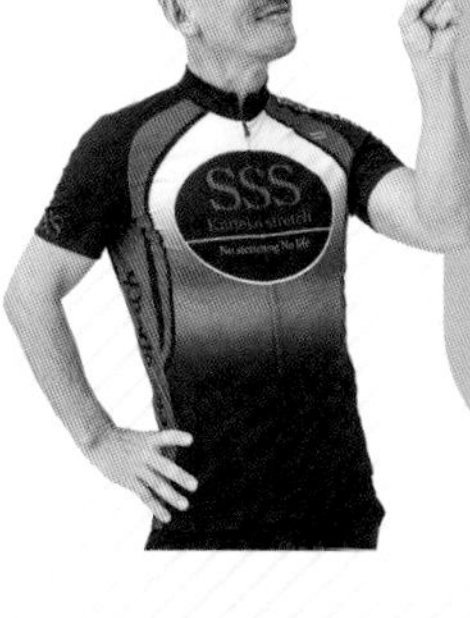

痛みの原因は痛い場所そのものではなく、「神経のズレ」です！　悩んでいる方が多い痛みの部分別に、ひとりでも簡単にできる神経系ストレッチを紹介します。特に痛みに悩む部分からぜひトライしてみてくださいね。

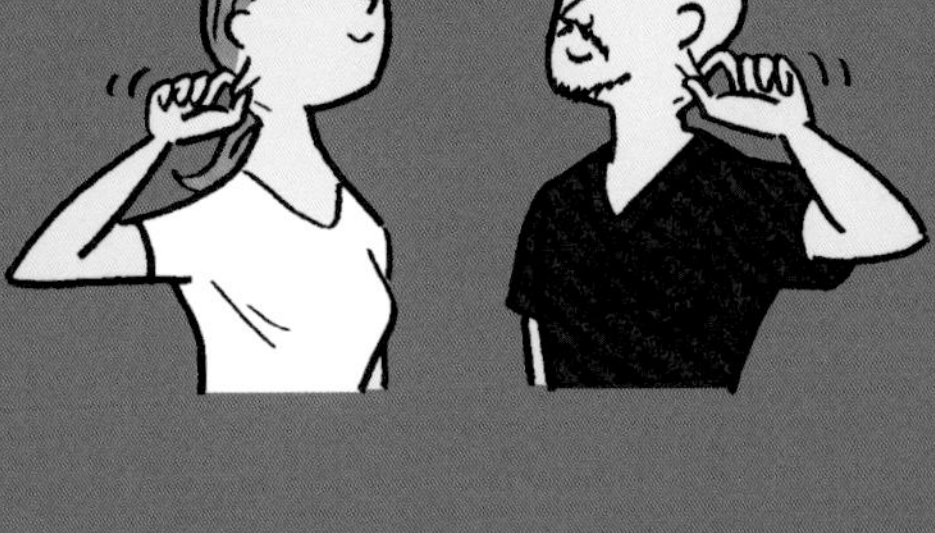

PART 3

痛みの部分別

神経系
ストレッチの
やり方

首の痛み

胸《きょう》鎖《さ》乳《にゅう》突《とつ》筋《きん》の中の副神経をストレッチ

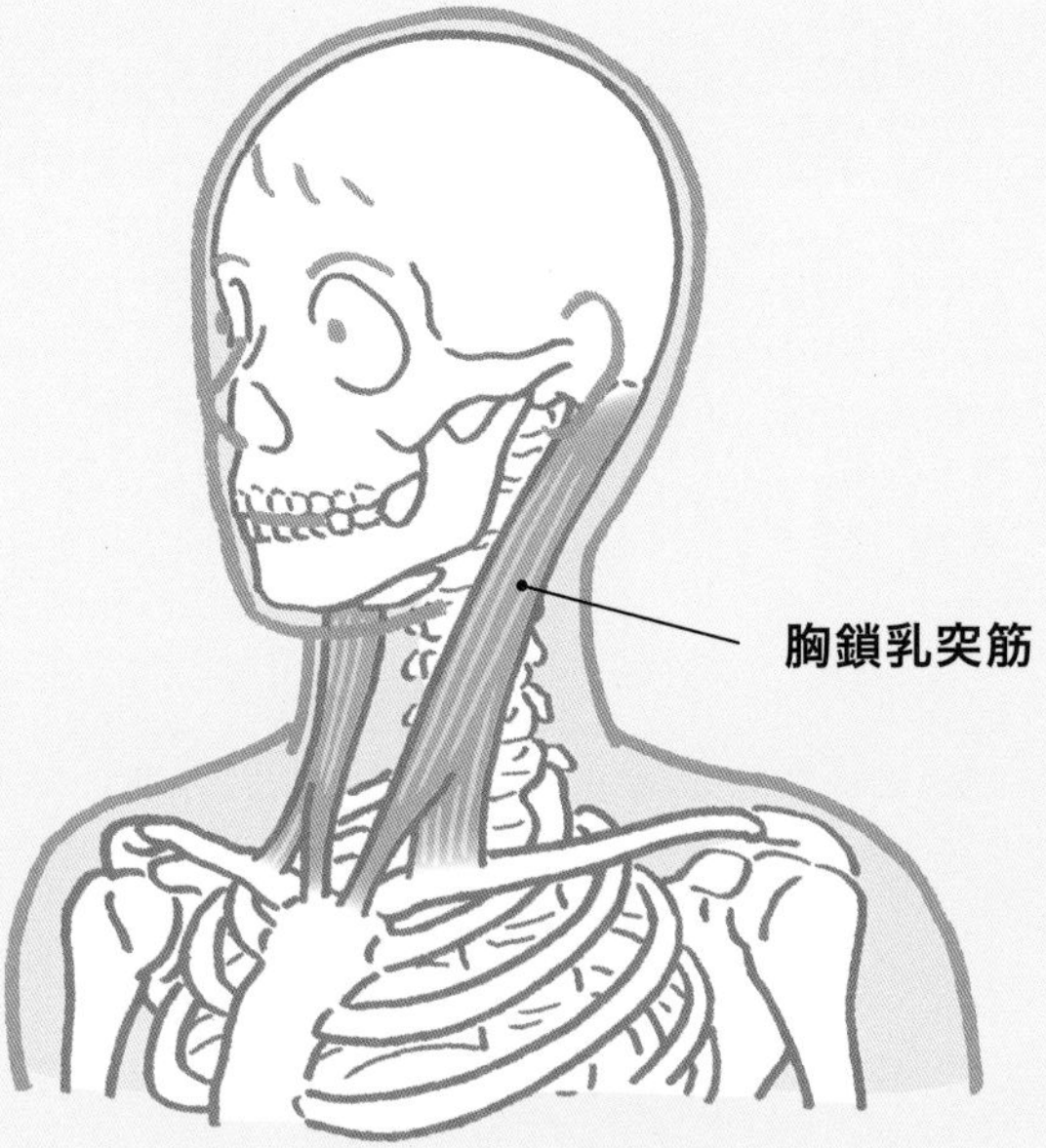

胸鎖乳突筋は、首の「乳様突起」から胸骨、鎖骨に向かって斜めに走っている筋肉のこと。中に脳神経につながる副神経がある。

無意識に酷使する首は簡単にゆるめられます

重い頭を日々支えてくれている首。右を向いたり左を向いたり、無意識のうちに案外酷使している重要な部位です。首が痛い、回らない、こっているなど、首に関するお悩みを持つ方が非常に多く僕のスタジオを訪ねてきます。そんな方におすすめしたいのが、「胸鎖乳突筋の中にある、副神経のストレッチ」。

胸鎖乳突筋は、首を左右に動かす筋肉で、こったり疲れやすい部位です。中に脳神経とつながる副神経があるため、疲れていたり緊張していると首の痛みや頭痛を誘発します。胸鎖乳突筋の中の副神経をストレッチするには、この部分をつまんだまま呼吸をすることと、しっかりとさすることです。神経の感覚受容器に刺激を入れた方向でさするため、首の神経がゆるみやすくなります。首の可動域が広がり、一気にラクに首を動かせるようになりますよ。

ちなみに、ここの神経系ストレッチを行う前に、左右を向いたとき、それぞれどの角度まで見ることができるのか、目線の限界とあごのラインを覚えておくと、どれだけ効果が出たかわかりやすいのでおすすめです。きっと前後で動かせる範囲がグッと変わってくるはずですよ。

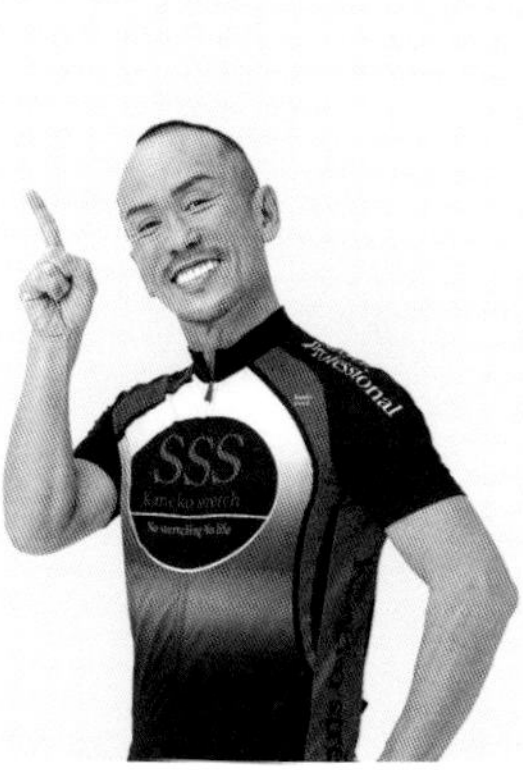

首の痛み①

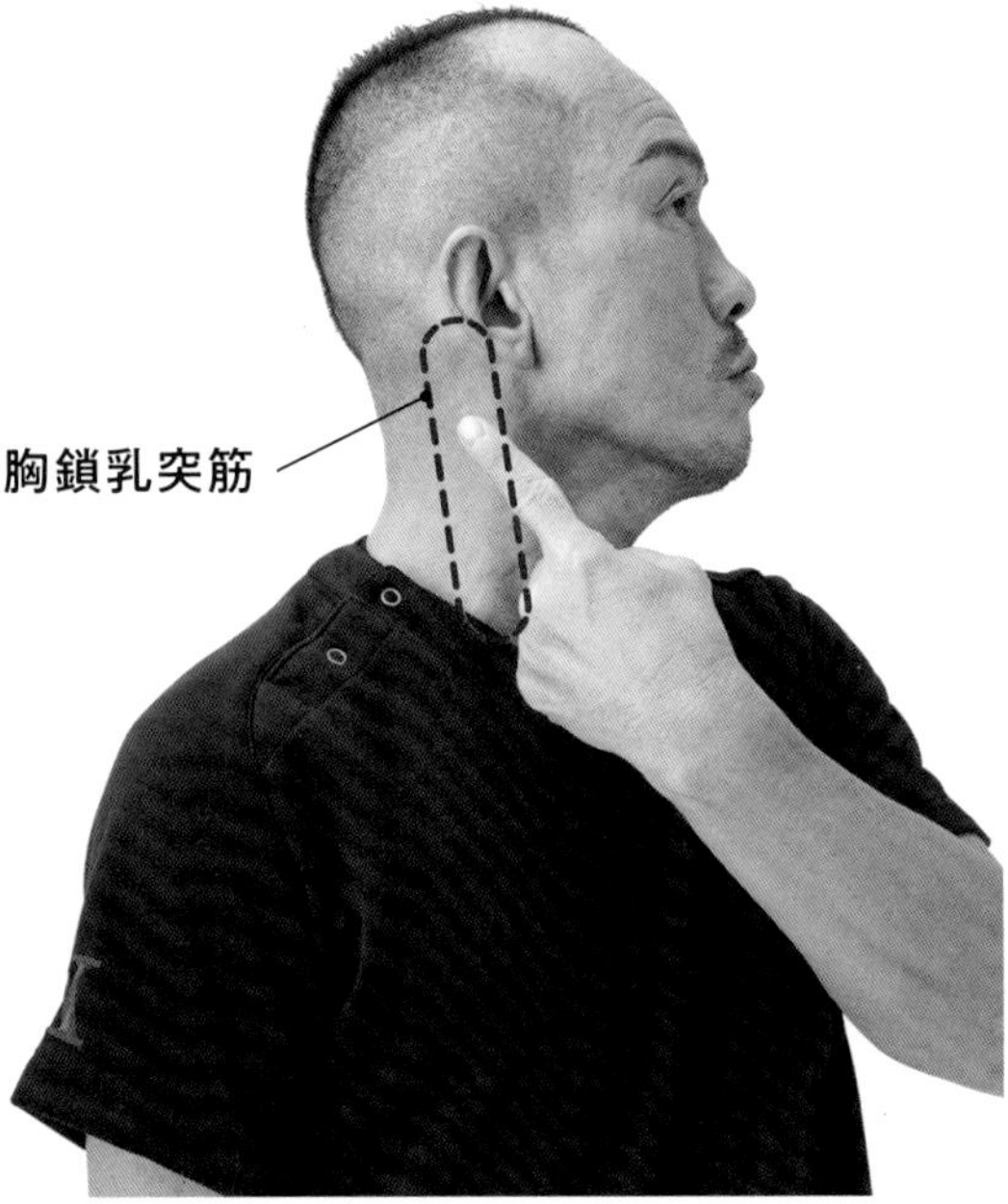

1

つまむ位置を確認する

最初に、胸鎖乳突筋の位置を確認。首から鎖骨にかけて出っぱっている筋の、首の根元に近い部分です。

親指と人さし指でつまむ

後ろから見るとこのあたりです。

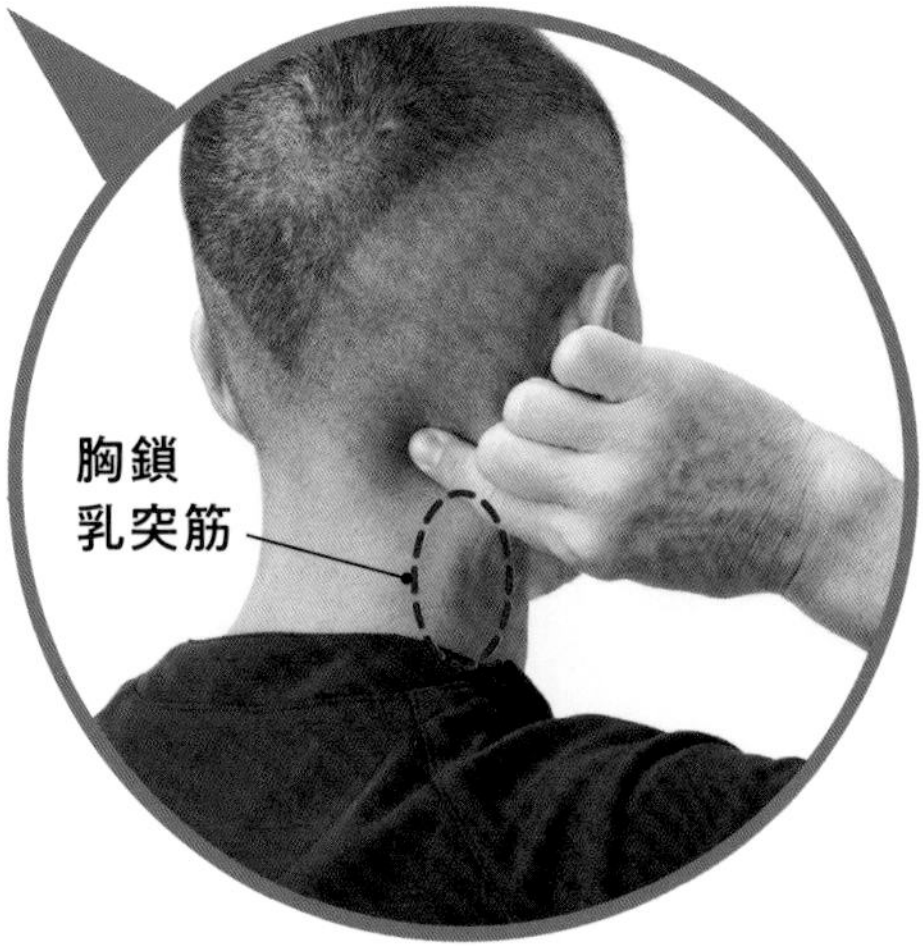

2

指を離した状態で息を吐く

指を離した状態で、5秒かけて口から息を吐ききります。

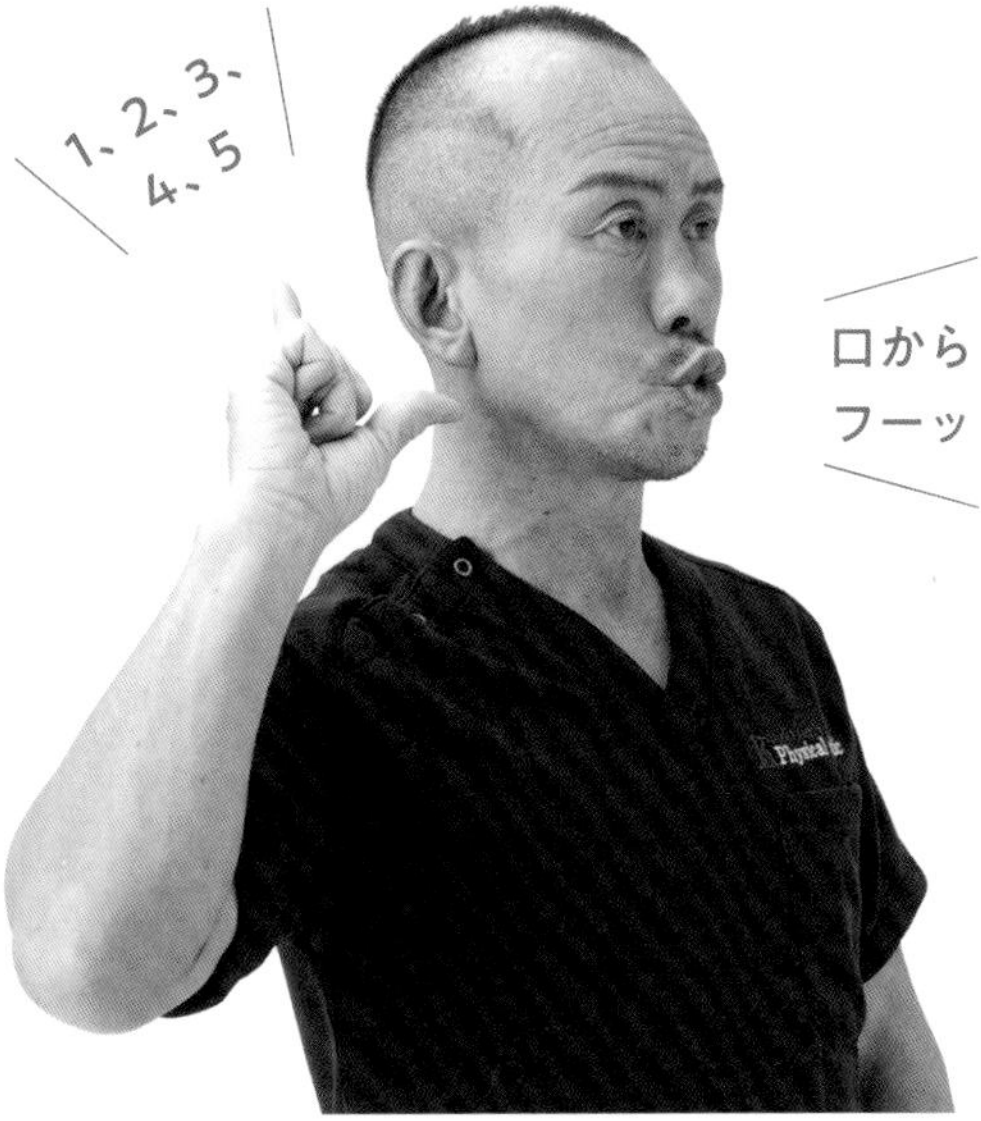

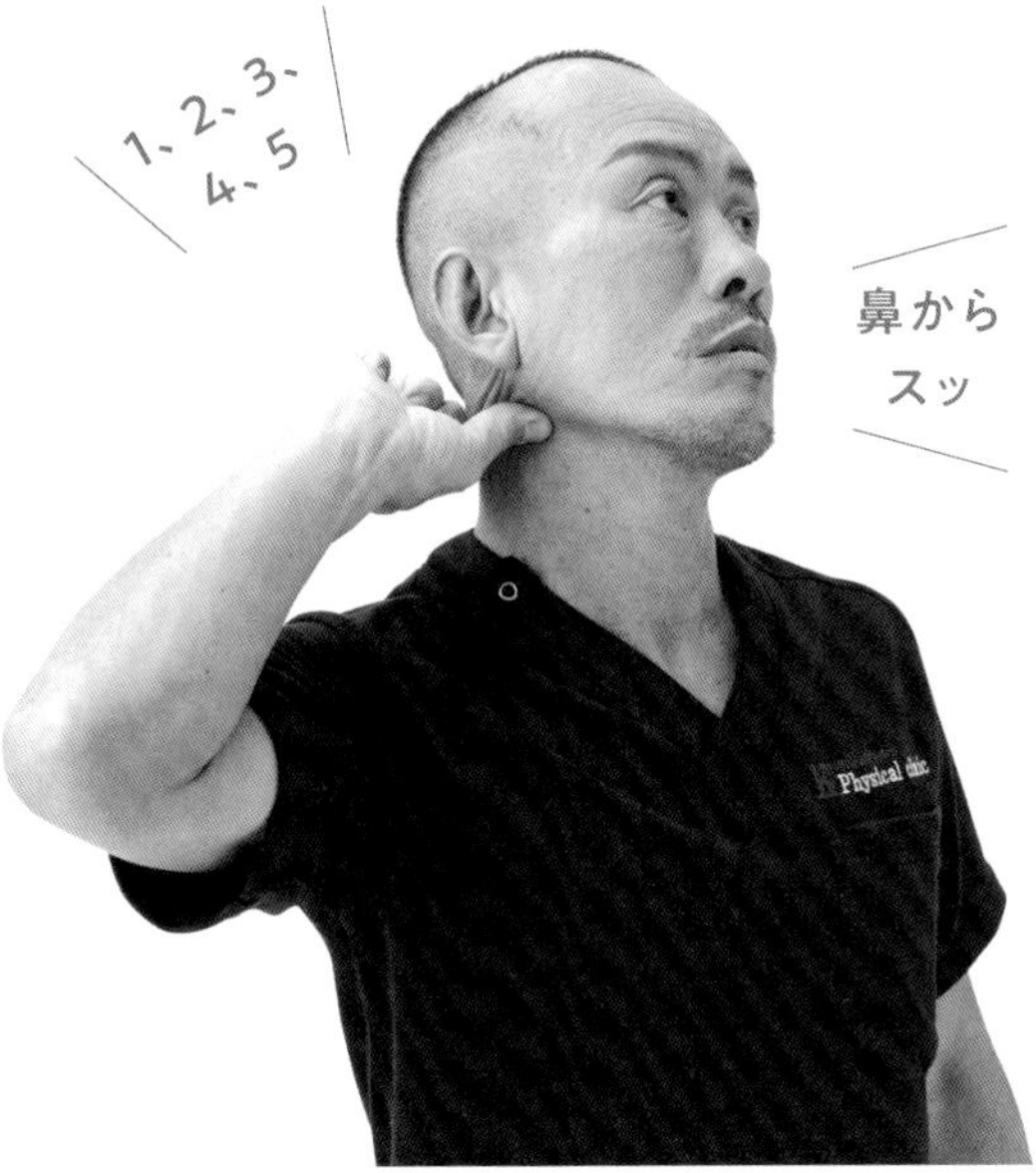

3

つまんで息を吸う

1で確認した位置をつまみ、5秒かけて鼻から息を吸います。おなかをふくらませるイメージで深く息を吸ってください。

首の痛み②

胸鎖乳突筋を意識して!

耳の後ろあたりから、胸骨、鎖骨に向かって斜めに走っている筋肉。ここを意識してさするのが重要です。

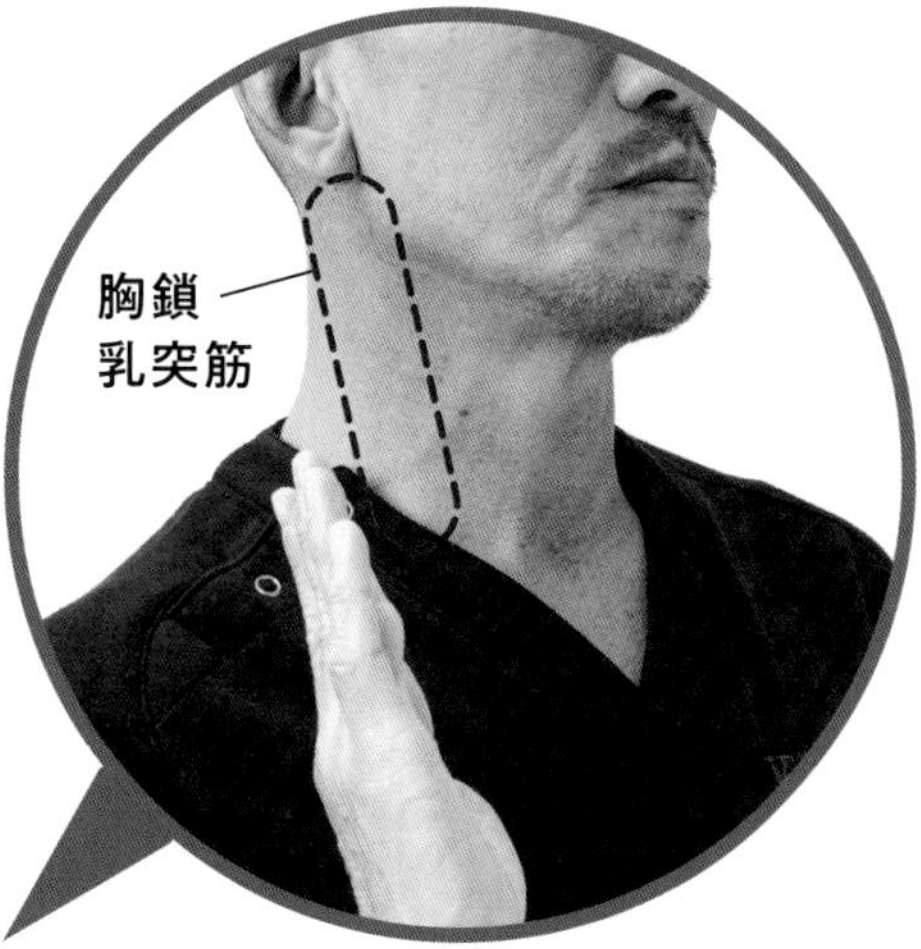

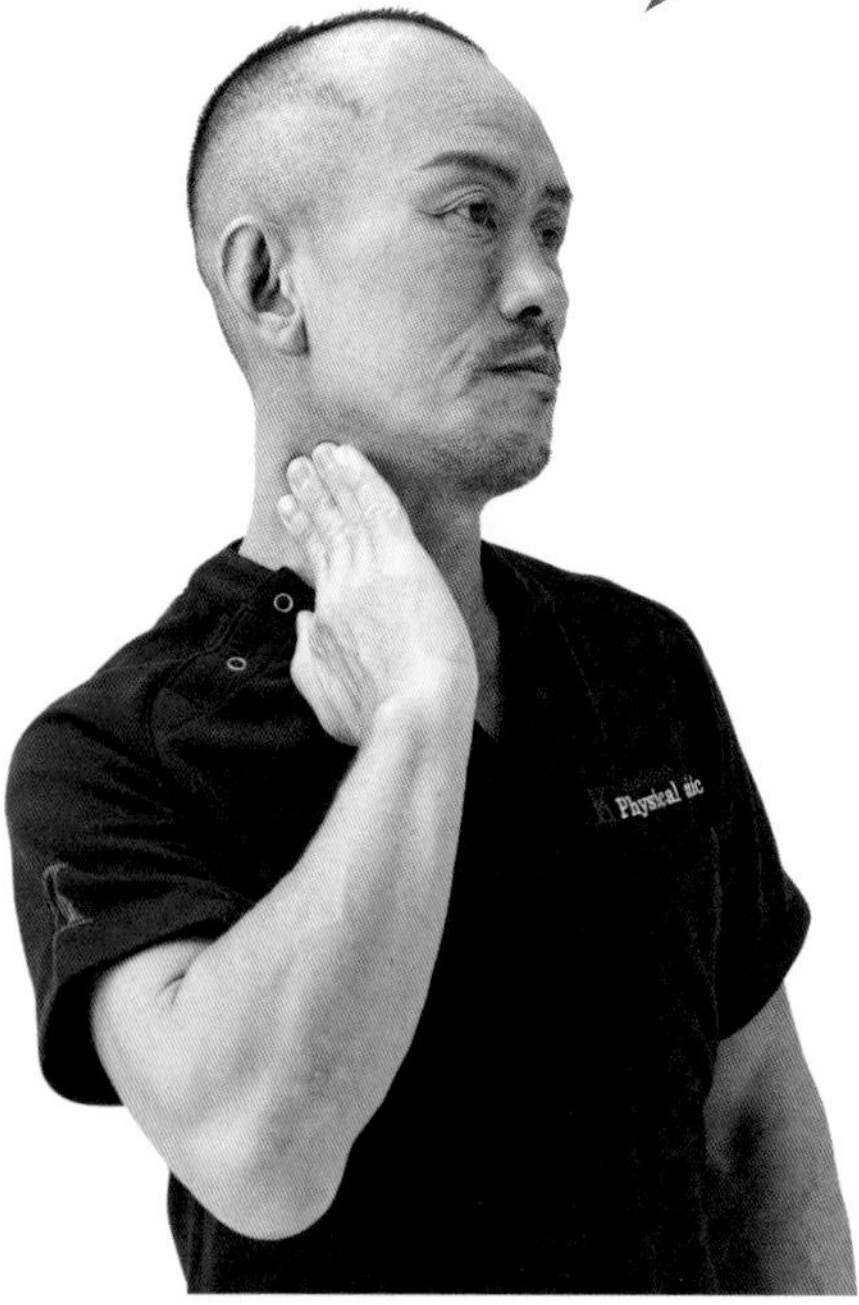

1

鎖骨上あたりに手を当てる

胸鎖乳突筋の始点となる、鎖骨の上あたりに手を当てます。

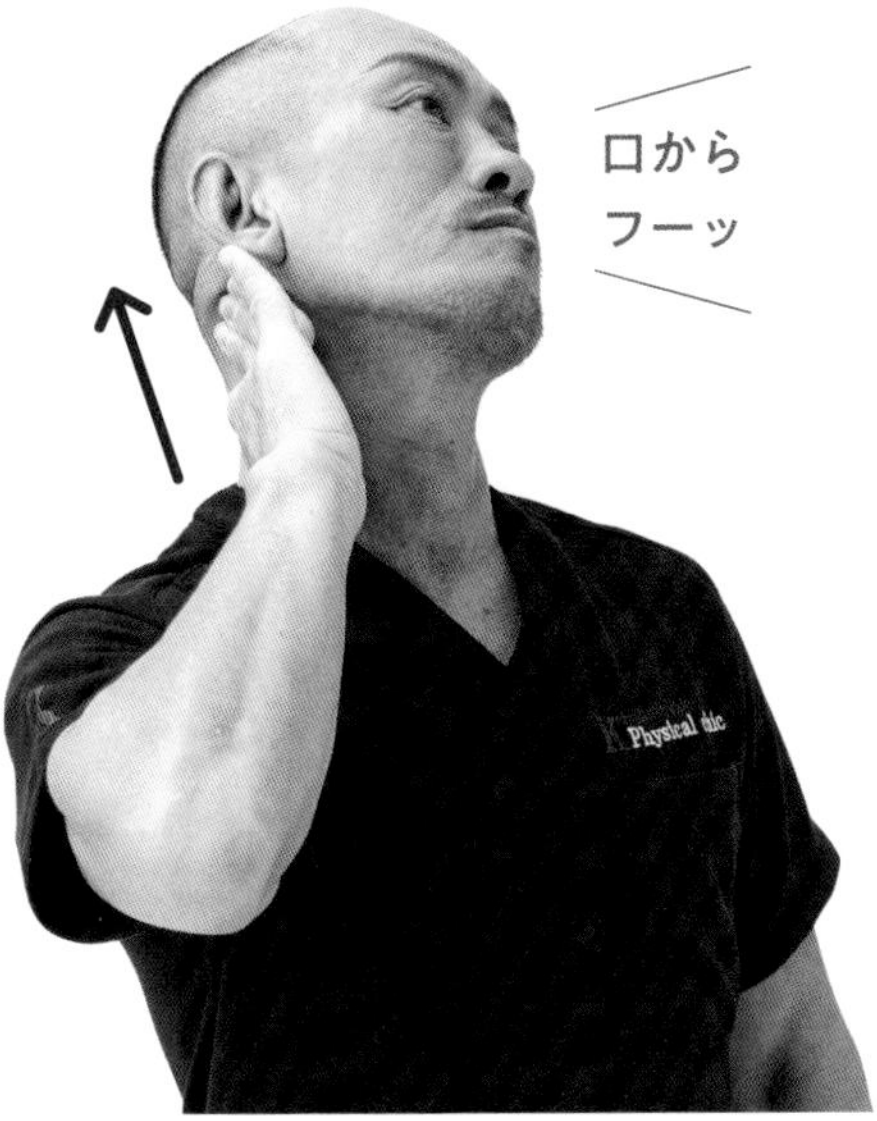

2

下→上へさする

下から上へ5秒かけて口から息を吐きながらさすり上げます。上から下は筋肉が縮んでしまうのでNG。

3

耳上まで しっかりと

鎖骨から耳の後ろを通るあたりまでを3回ほどさすります。「筋肉をねっとりとさする」のがポイントです。

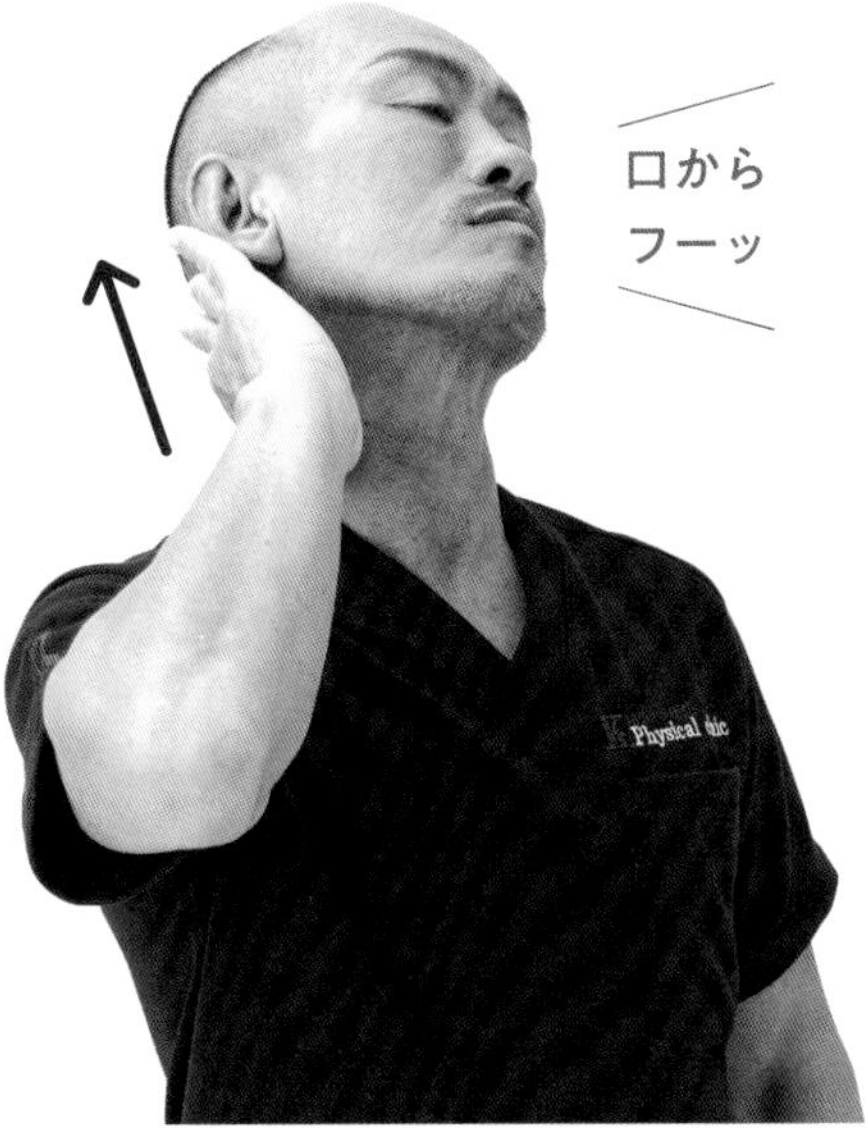

肩こり・肩の痛み

腕神経叢《わんしんけいそう》を
ストレッチ

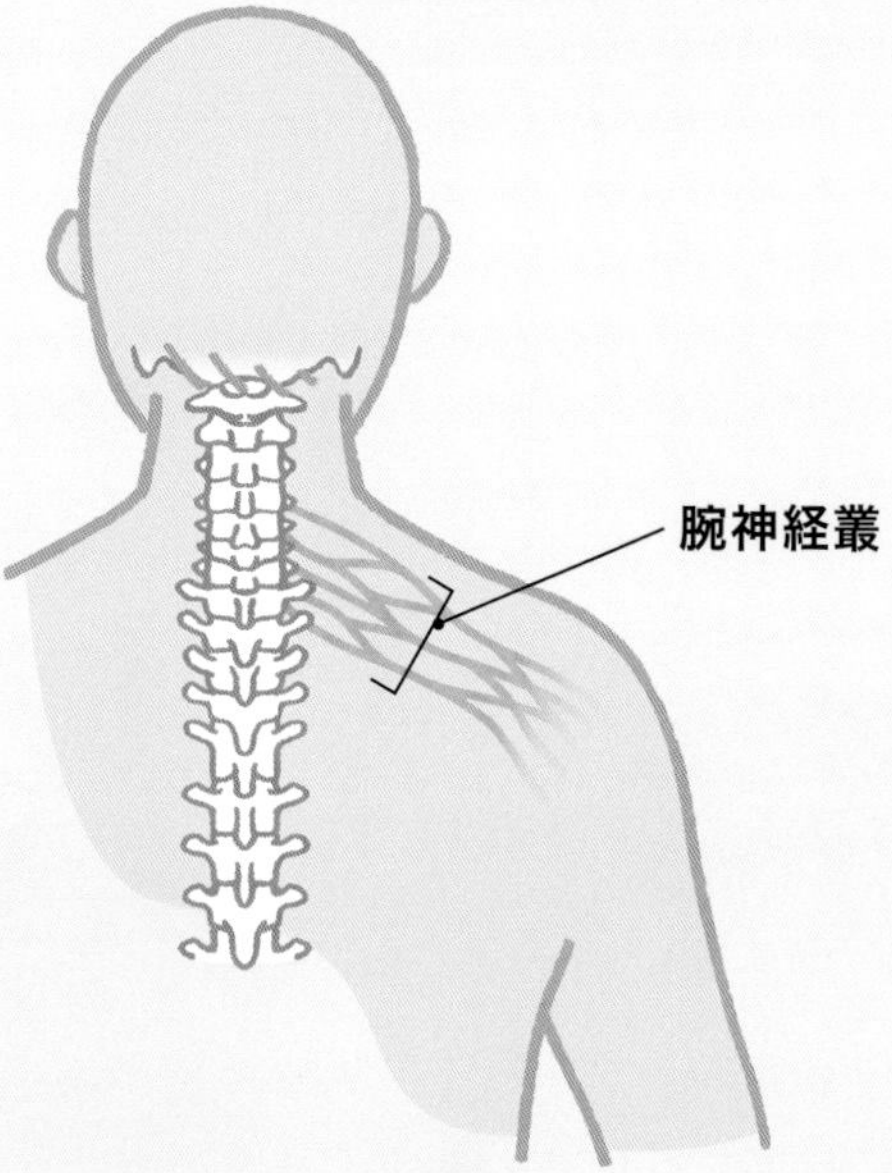

脊髄から出てくる第5頸神経から第8頸神経、第1胸神経からなる神経根を総称した部分のこと。肩・腕への影響大。

肩から腕の不調の原因はほとんどココにあります

「腕神経叢」とはあまり聞きなれない言葉かもしれませんが、肩の神経はすべてここを通っており、腕を支配している、入り組んだ神経です。肩から腕、手にかけてのしびれやこり、疲労はここに原因があることが多いです。首の筋肉や鎖骨、肋骨、胸の筋肉が締めつけられることにより症状が出るのがこの腕神経叢。幅広い場所が原因となるため、肩こりに悩まされる人は多いです。

同じような「肩の痛み」でも、腕を下げてストレッチしたほうがいいのか、上げてストレッチしたほうがいいのかは、痛みやしびれの場所によって異なります。

首に近いエリアがつらい場合は手を下げてストレッチ（62～63ページ）、背中に近いエリアがつらい場合は手を上げてストレッチ（64～65ページ）をすることで効果があります。

とはいえ、慢性疼痛の場合は痛みのエリアが特定しにくいことも多いので、もしご自身でどこが痛いのかはっきりとわからない場合は、まずは両方の神経系ストレッチを試して、どちらがラクになったかを確認してみてください。その後はよりラクになったストレッチだけでもＯＫです。

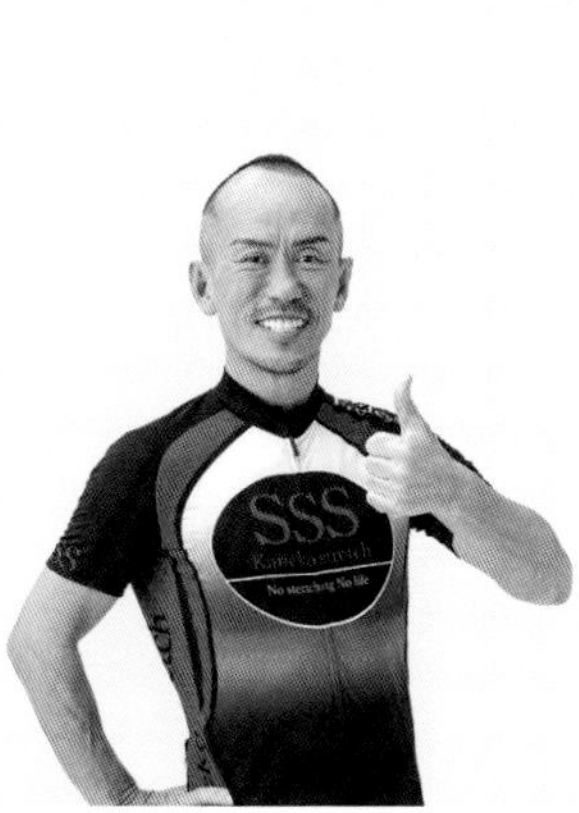

肩こり・肩の痛み①

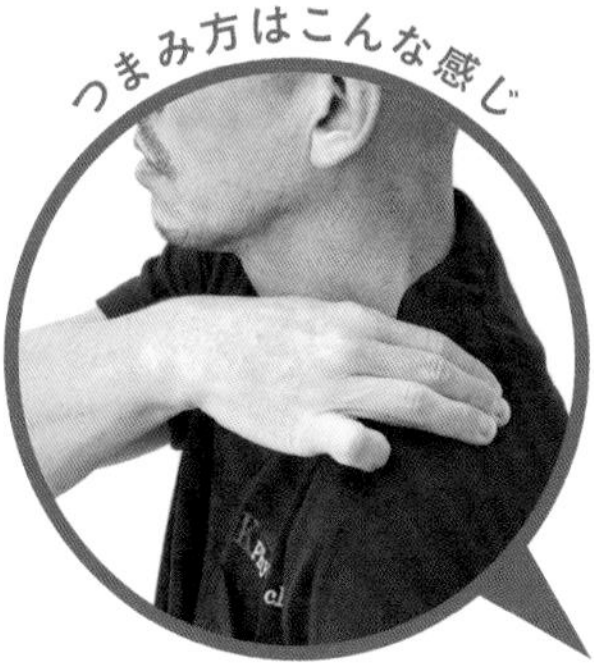

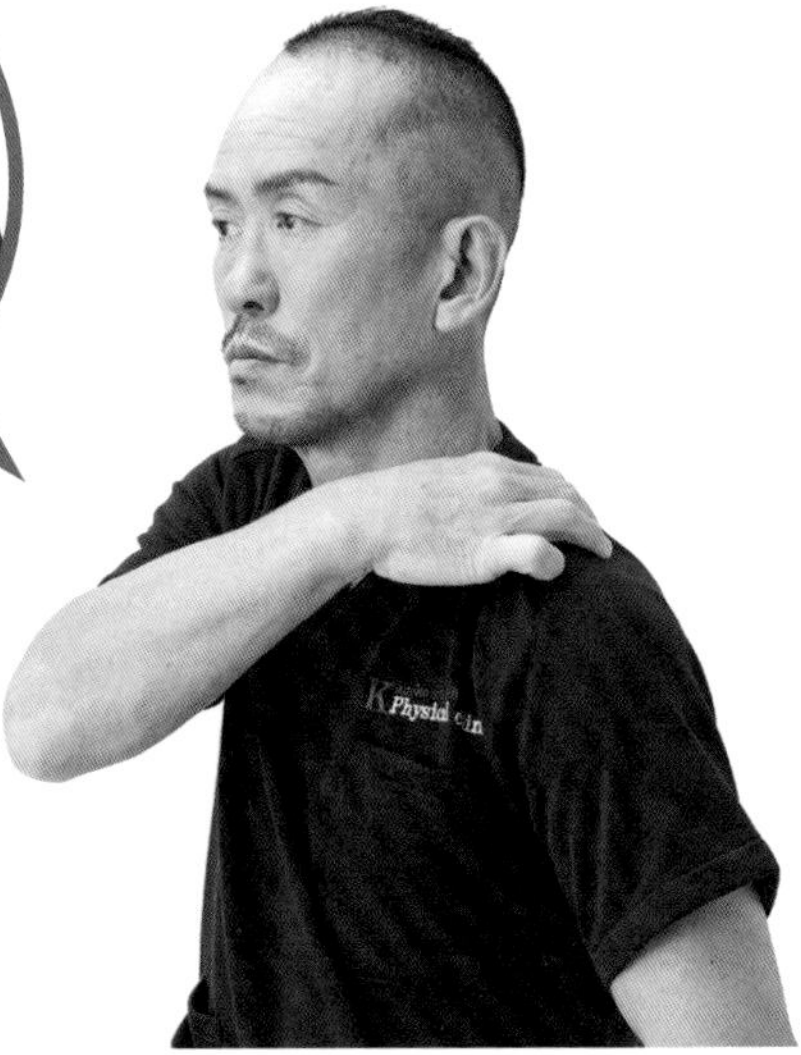

1

痛む部分をつまむ

肩もみをする筋の部分など、痛む部分をつまみましょう。あまり強く力を入れなくてOKです。

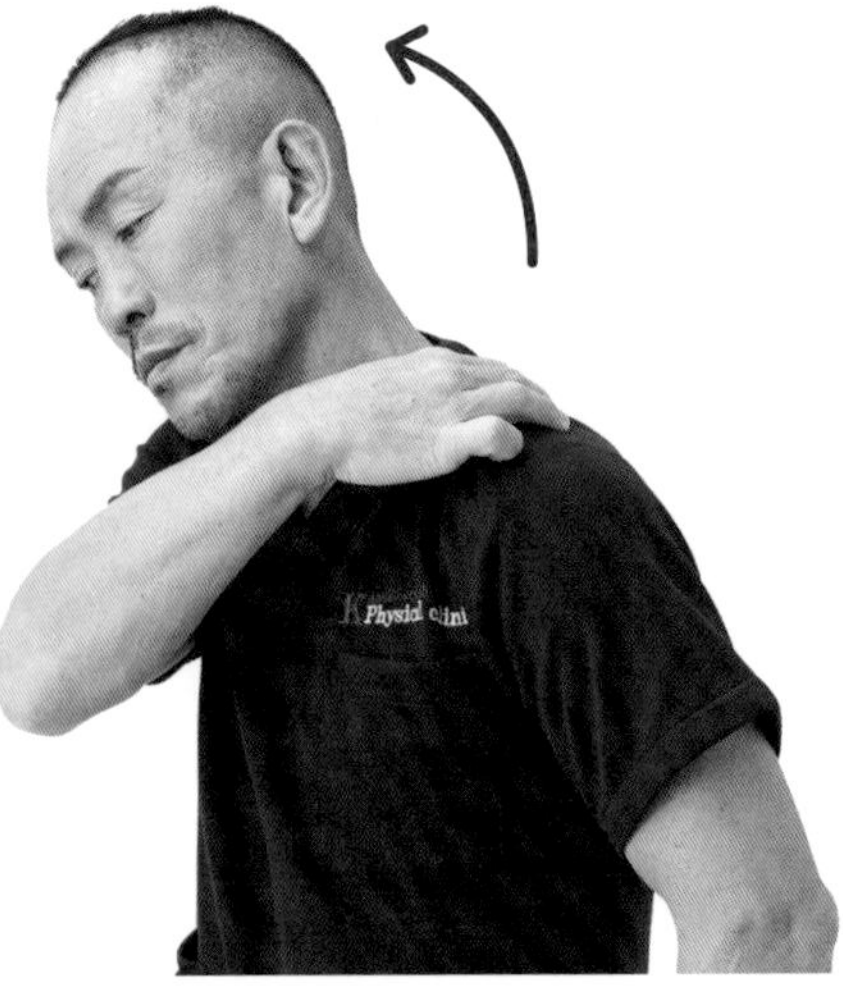

2

首を傾ける

つまんだまま、首だけを外側に傾けます。

3

息を吸う

頭を後ろに倒し、5秒かけて鼻から息を吸いながら、痛む部分を伸ばします。

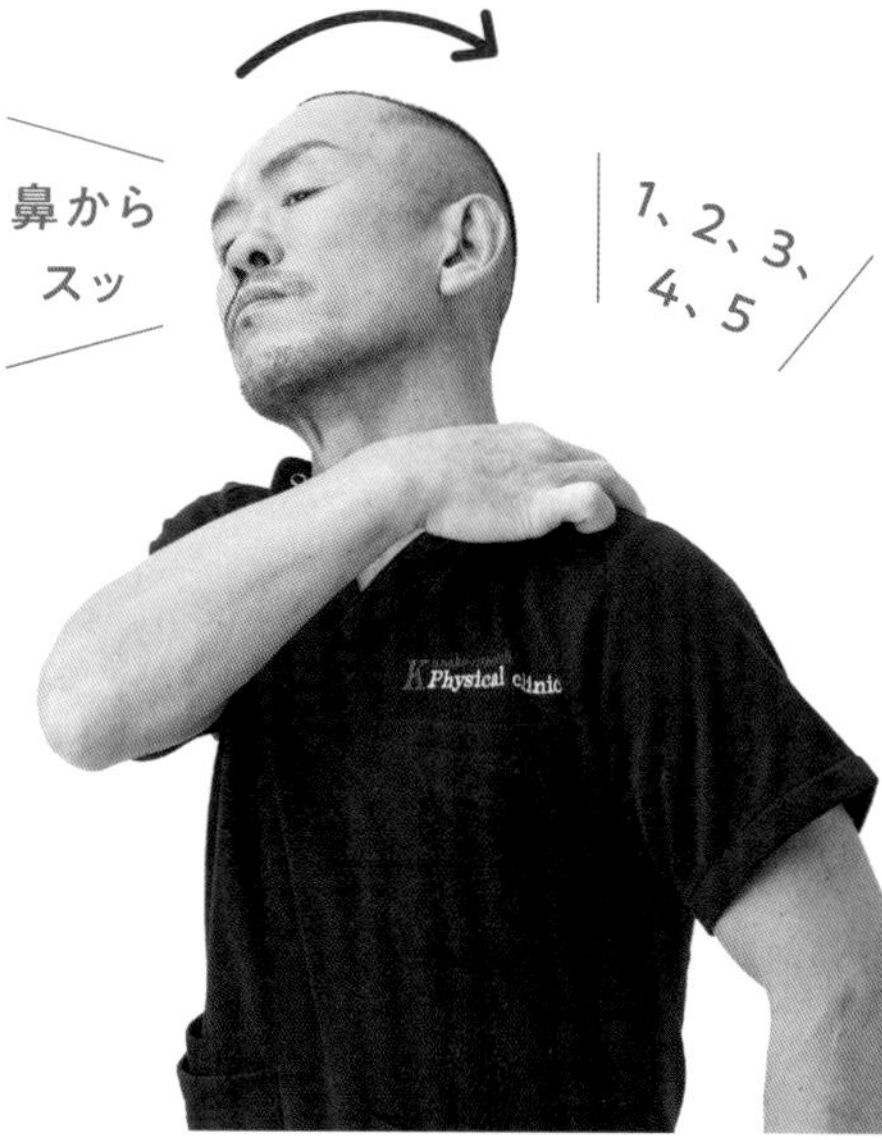

4

息を吐く

頭を戻し、5秒かけて口から息を吐きます。これを2～3回繰り返します。

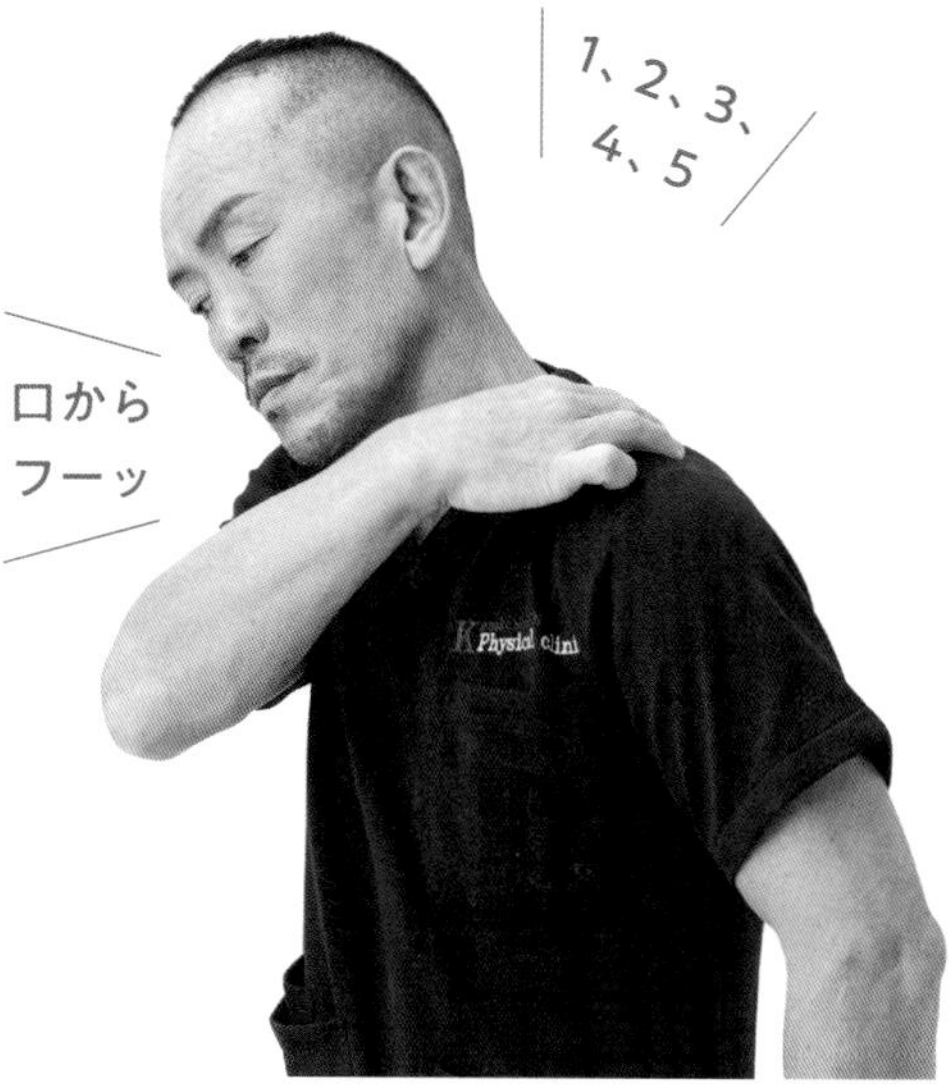

肩こり・肩の痛み②

1

痛む部分をつまむ

肩もみをする筋の部分など、痛む部分をつまみます。あまり強く力を入れなくてOKです。

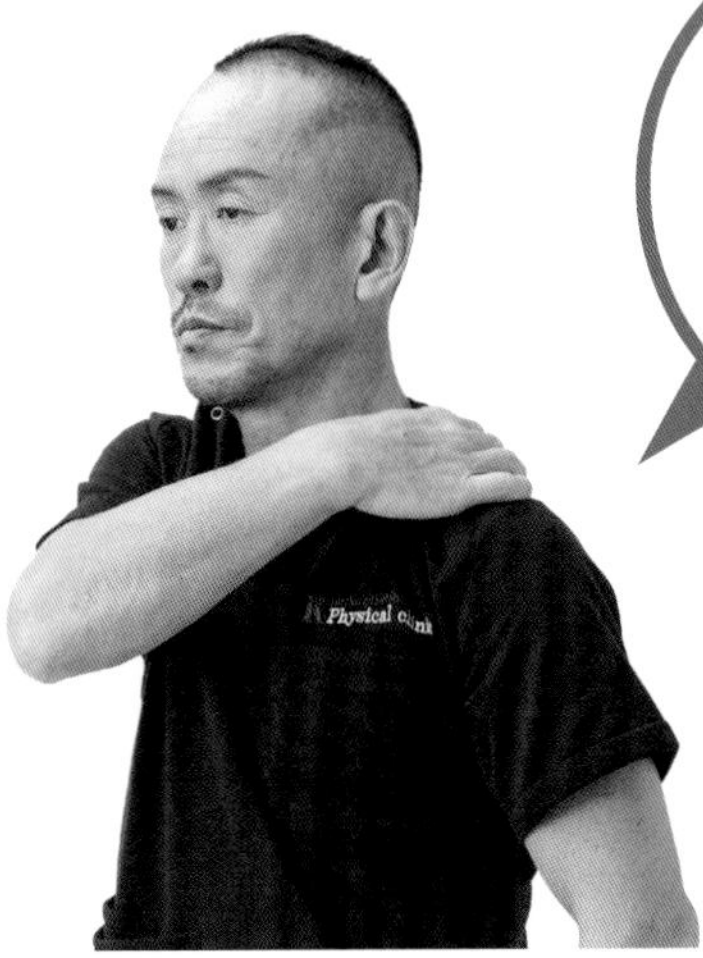

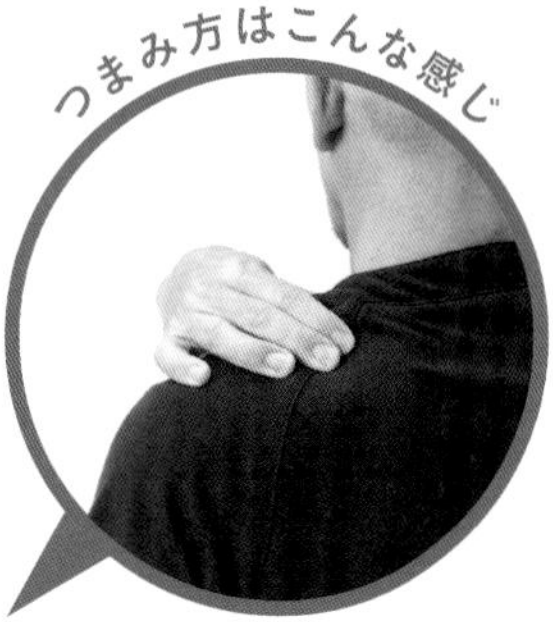

2

腕を上げ首を傾ける

つまんでいないほうの腕を上げます。ひじと手首は少し曲げ、首を傾けます。

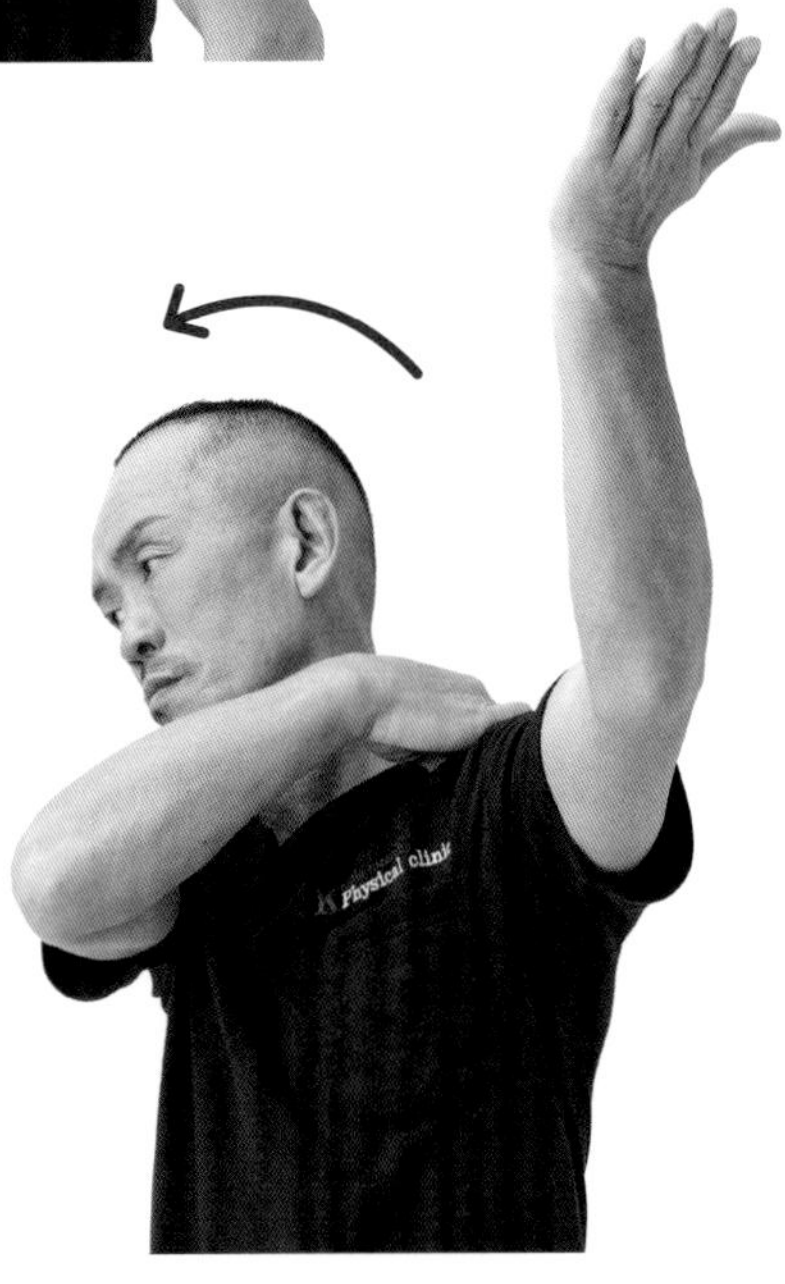

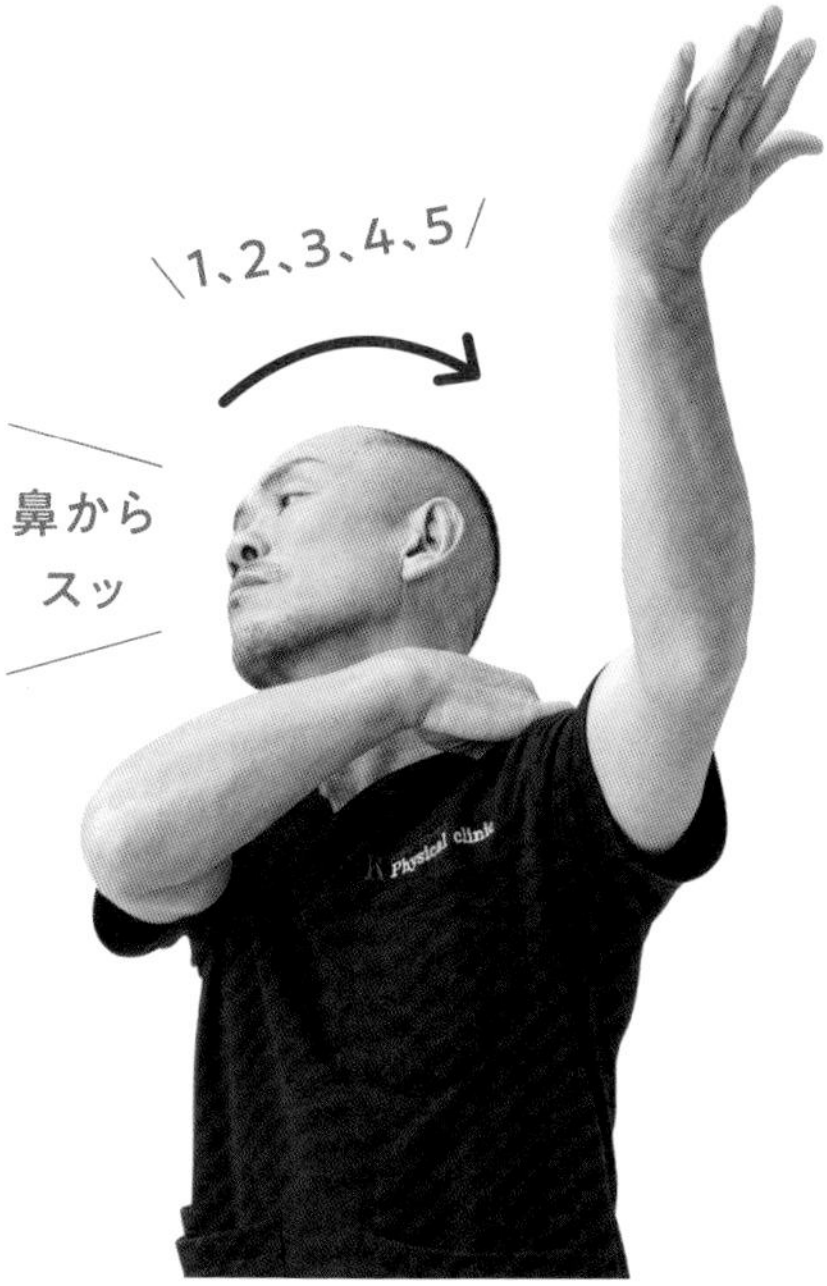

3

息を吸う

5秒かけてゆっくり深く鼻から息を吸います。痛みがやわらぐまで、深呼吸を何度か繰り返します。

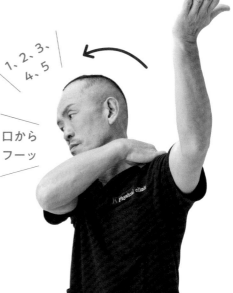

4

息を吐く

頭を戻し、5秒かけて口から息を吐きます。これを2〜3回繰り返します。

四十肩・五十肩

（腕が上がらない）

肋間神経《ろっかんしんけい》をストレッチ

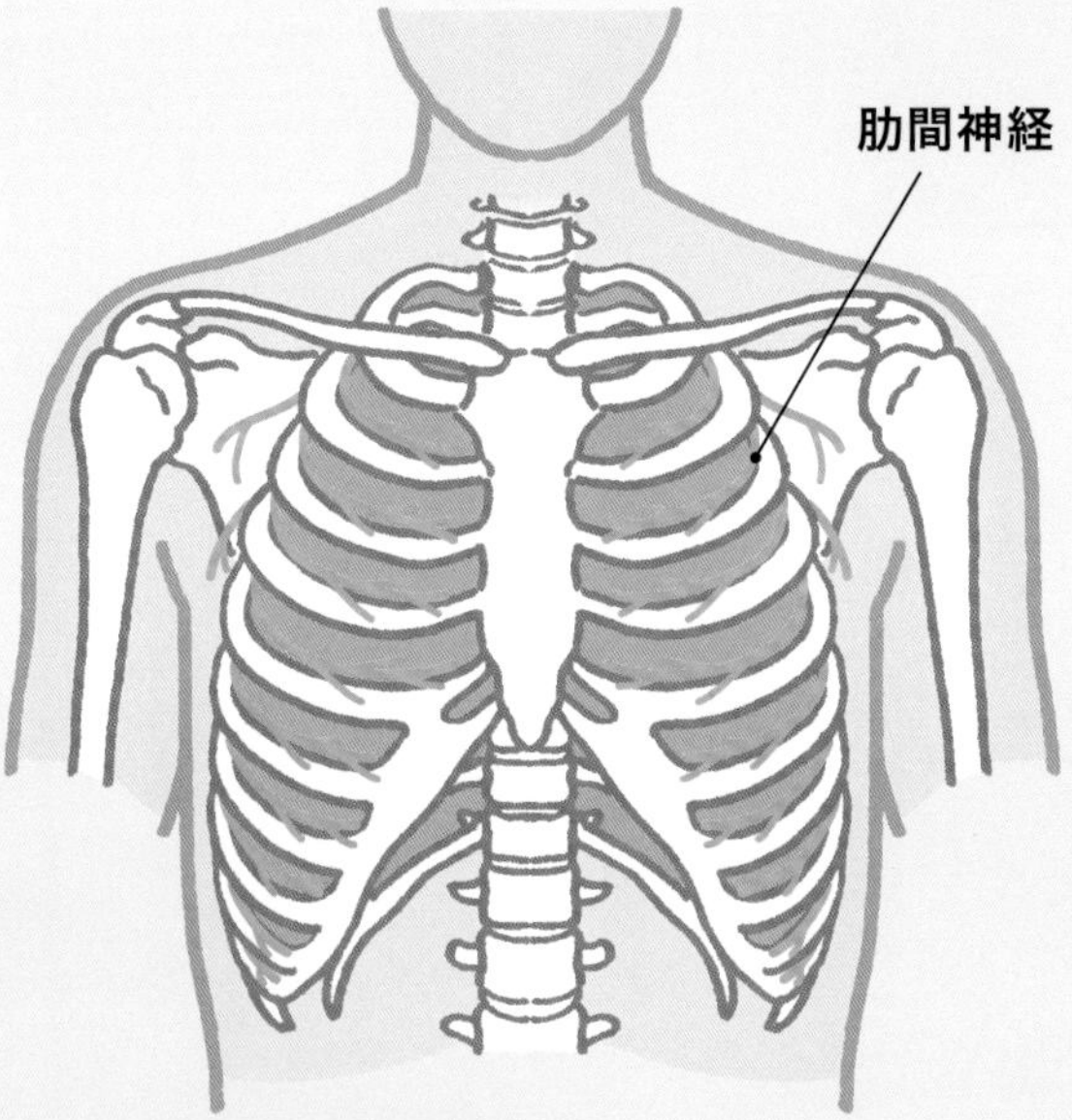

肋骨に沿っている神経が肋間神経。ここが緊張すると、肋骨の位置が変異し、肩甲骨に影響し、腕が動かない症状につながる。

肩が上がらない不調は肩甲骨に原因あり

　腕が上がらなくなったとき、あなたはどうしていますか。ひたすら肩をマッサージしていませんか。

　実はその方法、「タイヤがパンクしているのにホイールを磨いている」くらい、もしかすると見当違いなことをしている可能性があります。

「肩を上げる動作」は、ふたつの関節で成り立っています。ひとつはもちろん肩関節です。でも、肩関節だけでは、そもそも地面から120度までの角度しか腕は上がりません。

　そして、残りの60度が上がらずに困っているのが、四十肩や五十肩のほとんどの症状です。

では残りの60度は何がつかさどっているかというと…そう、「肩甲骨」です。試しに健康なほうの肩甲骨を押さえると、腕が上がらなくなります。ここでストレッチしたいのが肋間神経、つまり肋骨の部分です。

　肩甲骨と肋骨はくっついているので、肋間神経が緊張していると、きちんと並んだ肋骨がぼこぼこに変異し、肩甲骨に影響し、腕が上がらなくなります。

かくすると、肋間神経をストレッチでやわらかくすると、肩甲骨がしっかり動くようになり、これまでどれだけ肩だけを治療しても動かなかった肩が、スムーズに上がるようになるはずです。

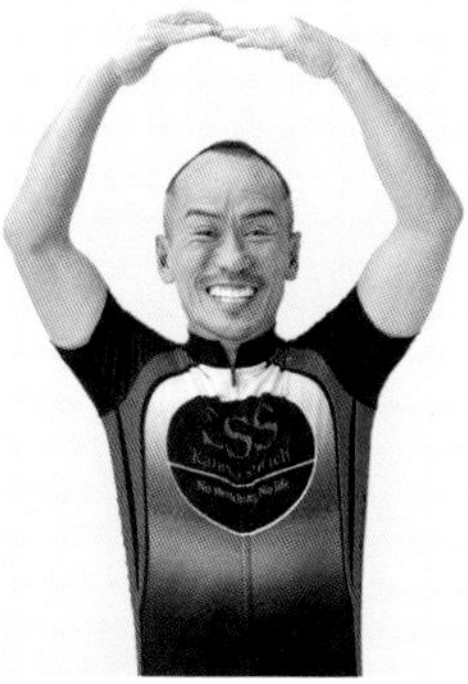

四十肩・五十肩①

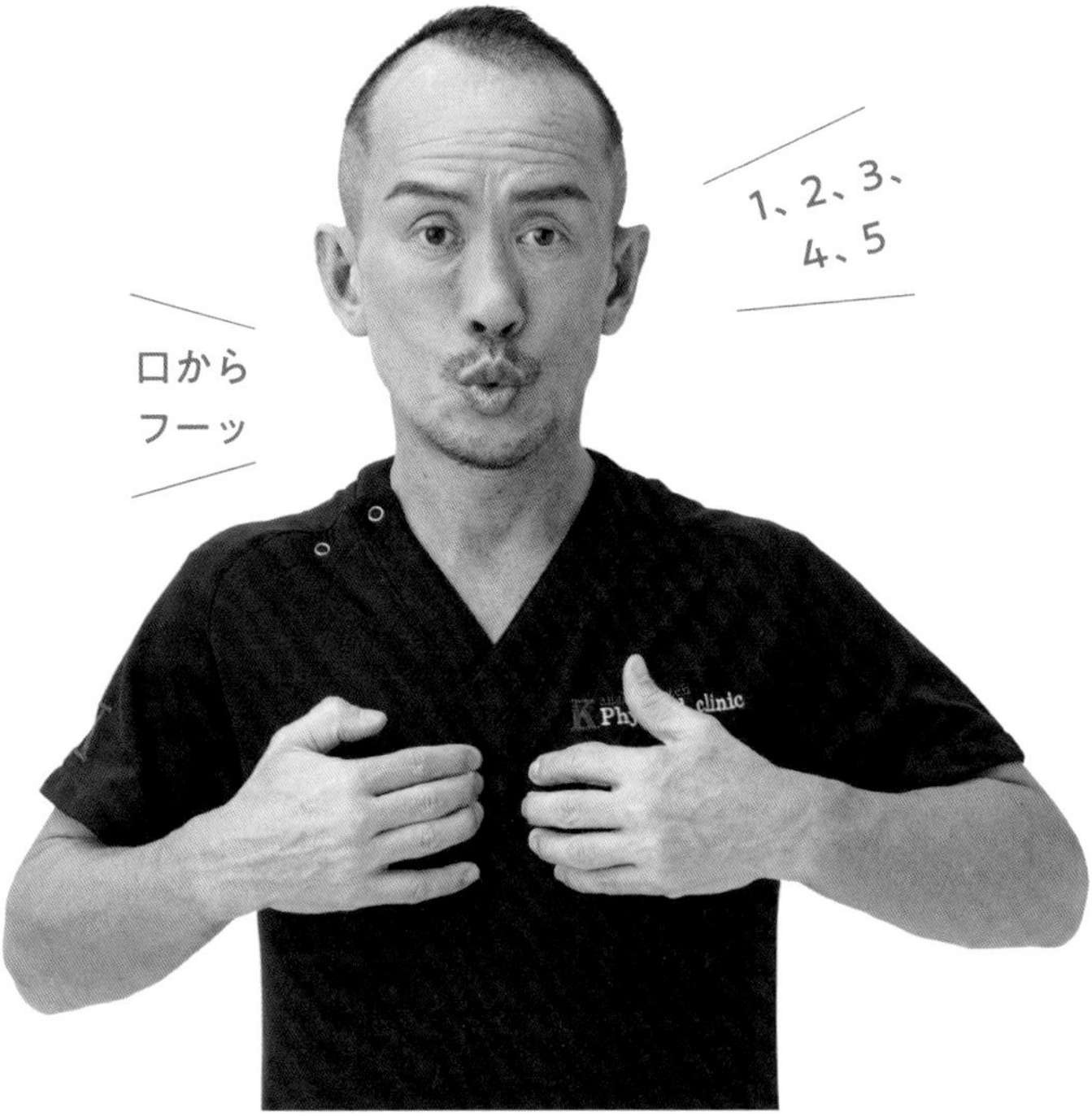

1

押しながら息を吐く

胸あたりの「上位肋間」を押しながら、5秒かけて口から息を吐きます。強く押しすぎると肋骨が折れる危険性があるので要注意。

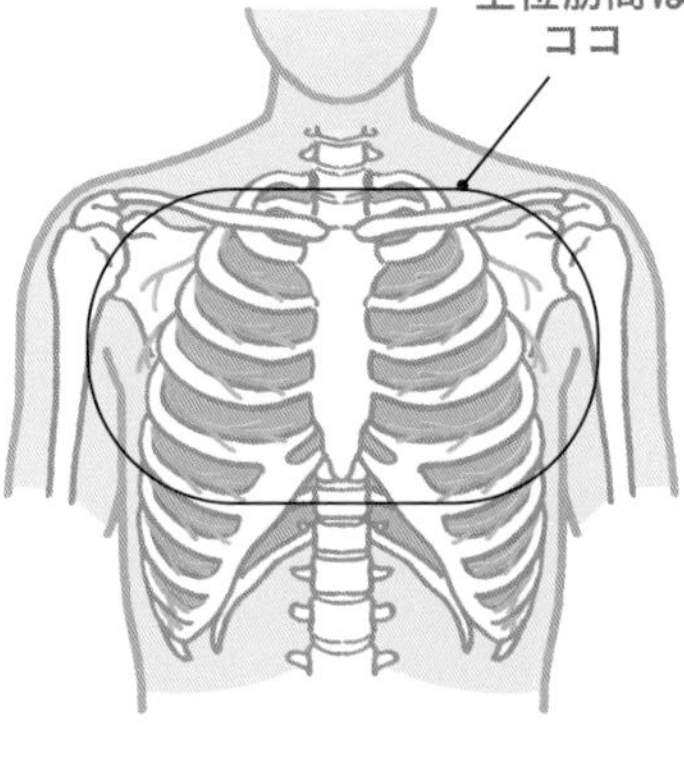

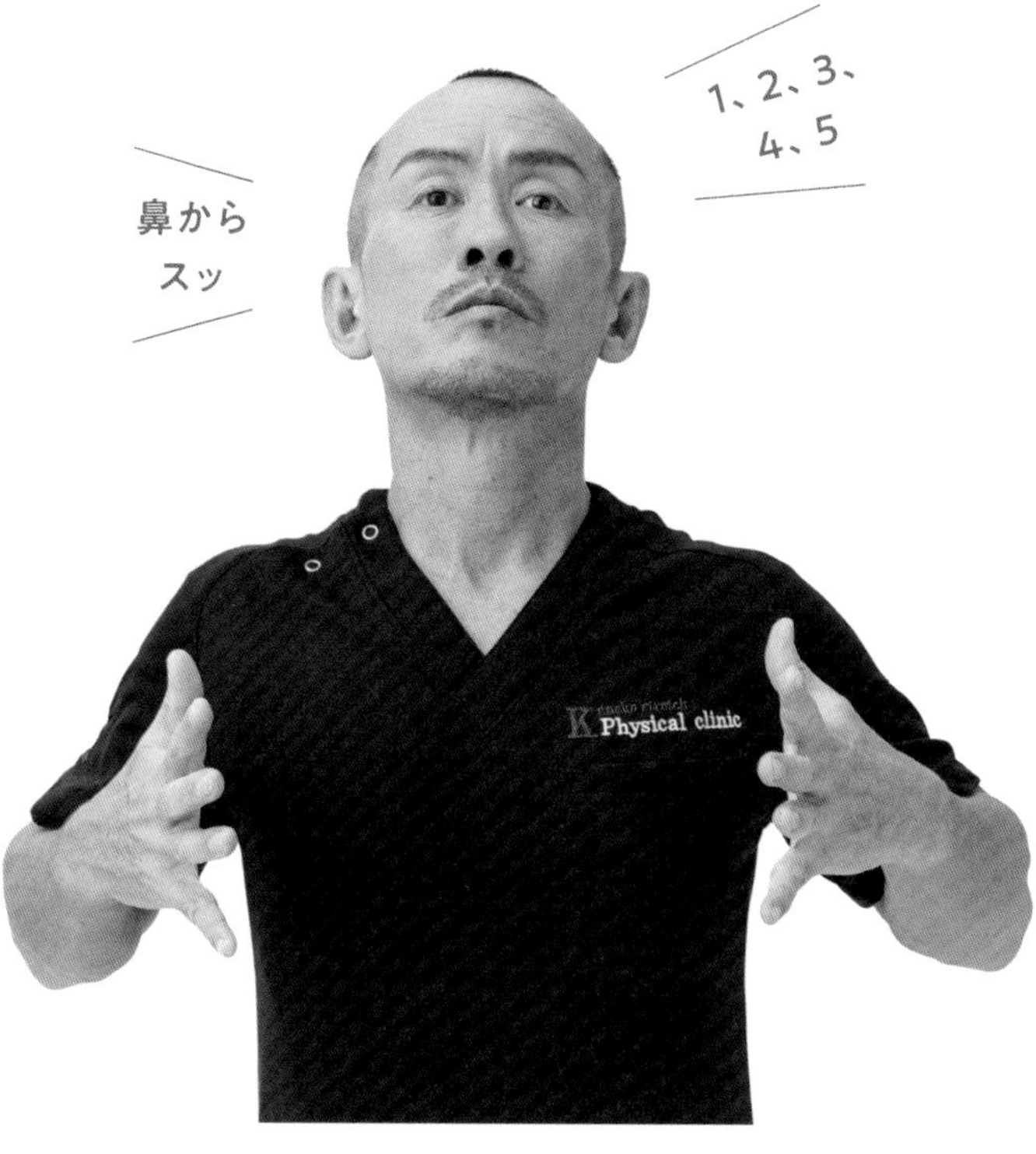

2 手を離して息を吸う

手を離し、5秒かけて鼻から息を吸います。肋骨が広がるようなイメージで。これを2〜3回繰り返します。

四十肩・五十肩②

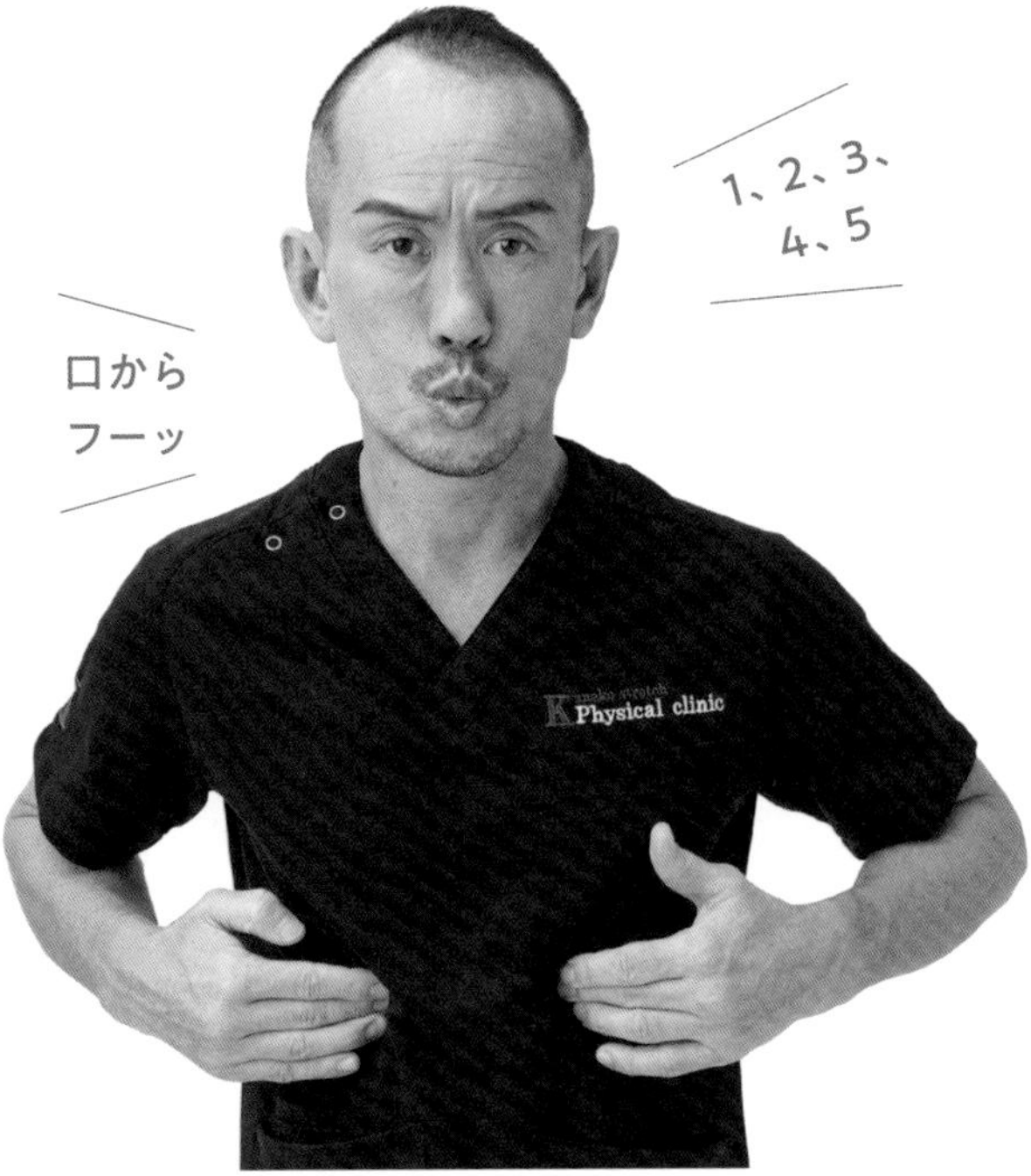

1

押しながら息を吐く

胸の下あたりの「下位肋間」を押しながら、5秒かけて口から息を吐きます。強く押しすぎると肋骨が折れる危険性があるので要注意。

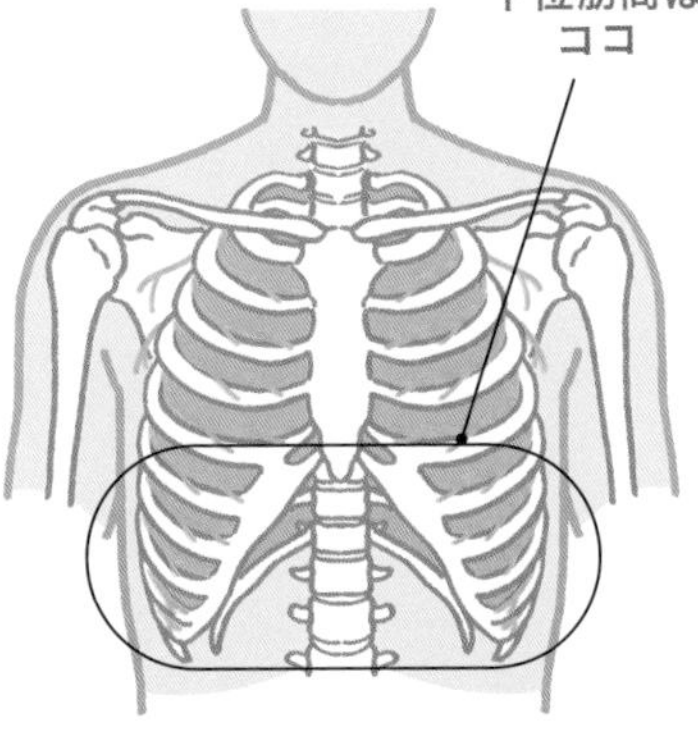

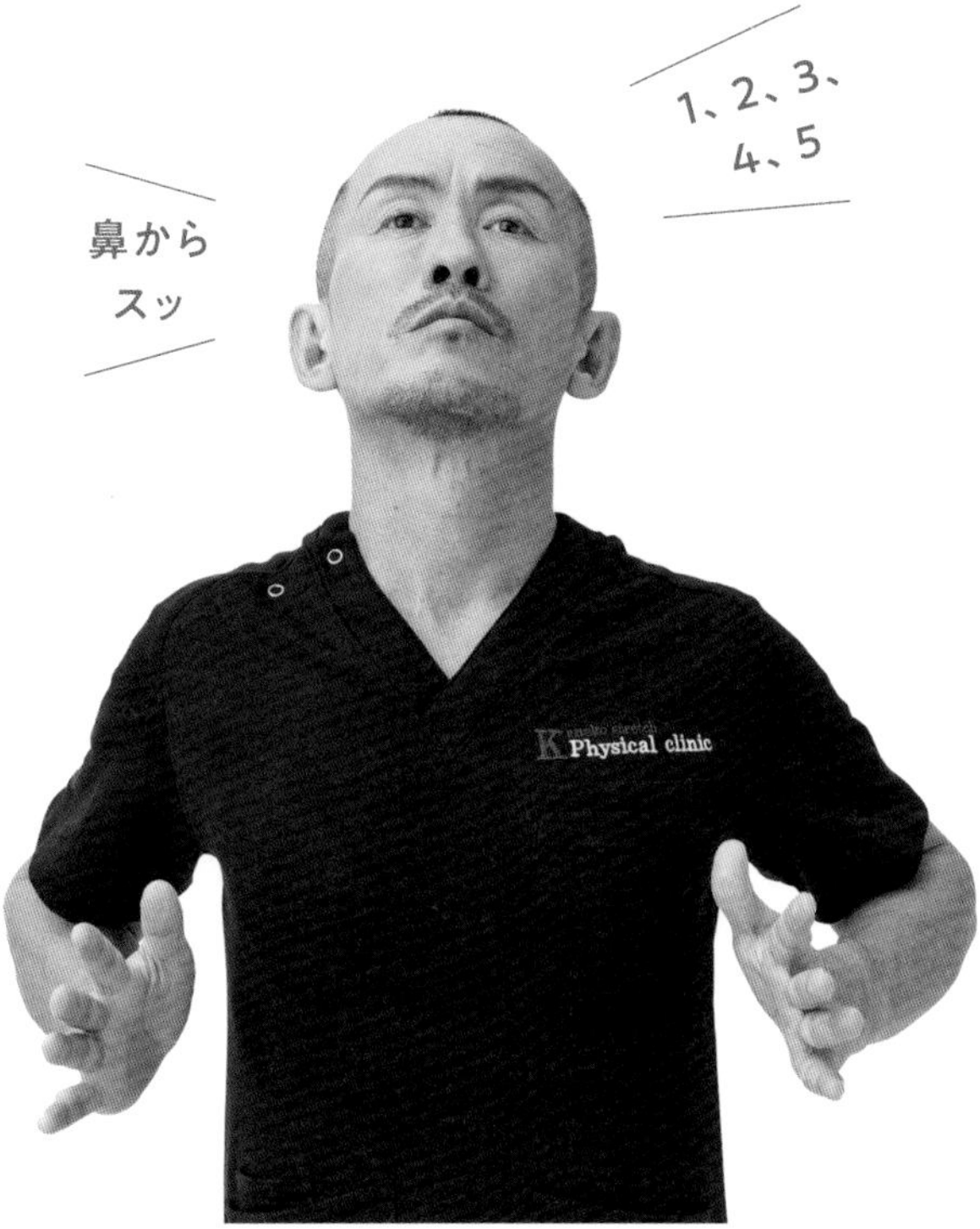

2 手を離して息を吸う

手を離し、5秒かけて鼻から息を吸います。肋骨が広がるようなイメージで。これを2〜3回繰り返します。

腰の痛み

腹壁攣縮《ふくへきれんしゅく》をストレッチ

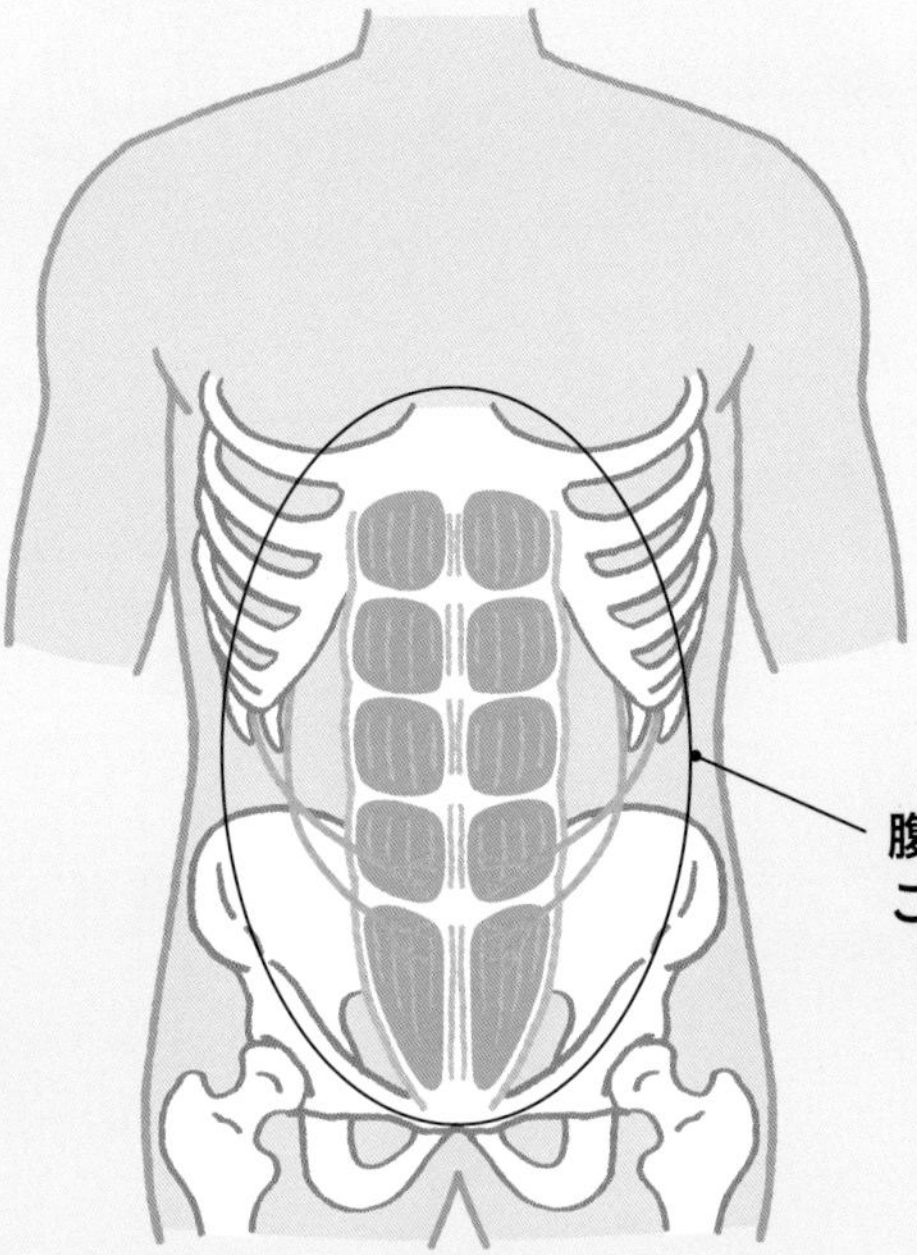

腹壁は、内臓を守るためにあるおなかの壁。皮膚や皮下脂肪、筋肉、腹膜から構成されています。腹壁攣縮はこの壁が縮こまってかたくなっている状態。

腰痛の真犯人 実は「おなか」です

動かすと痛い、座ると痛い、じっとしているだけで痛い…。マッサージしても治らない腰痛に悩まされている方、必見です。厚生労働省の発表によると、実は腰痛の約85％が原因不明。

実際、何をしても治らない方が多数、僕のスタジオを訪ねてきます。以前、１００人の腰痛の人を集めて実験してみたところ、なんと腰痛持ちのほとんどの方が、おなかが緊張してかたくなっていました。そこでおなかをストレッチしたら、どれだけ腰をもんでも押しても治らなかったのに、みなさん腰痛が解消されました。

信じられない話かもしれませんが、腰痛の真犯人はおなかです。おなかには筋肉と内臓を分ける「腹壁」があり、腹壁や腹部の内臓には神経が通っています。その神経の上にある膜が「攣縮」つまり緊張してかたくなり、前から腰を引っぱっているのが腰痛の原因です。

女性の場合、月経中に腰痛になる方が多いことからも、体感としてわかるのではないでしょうか。痛い部分である「痛点」と、引きがねである「トリガーポイント」が異なっているから気づきにくい盲点です。腰の痛みがある部分を、おなか側からぐっと押しながら、深呼吸を繰り返してみてください。それだけでも腰が軽くなるはずです。

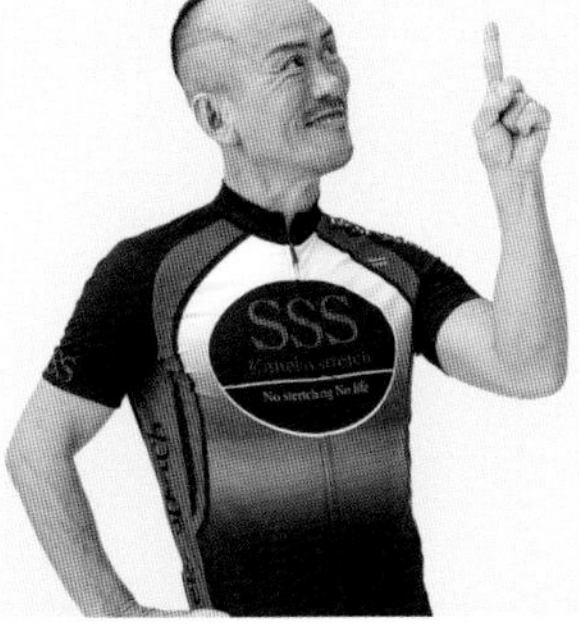

腰の痛み①

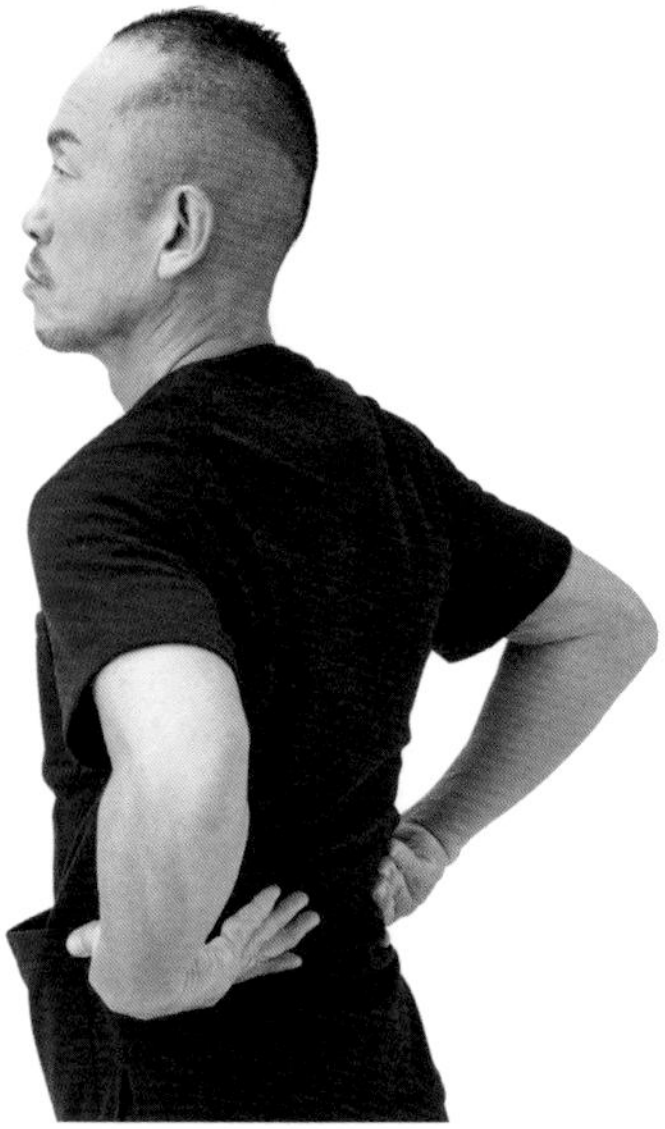

1

腰の痛い部分を確認

まずはどの部分が痛いのかを確かめます。特に強い痛みを感じている部分があるはずです。重症の方は、あおむけに寝て行ってもOKです。

2

真反対の部分を押さえる

腰の痛みのある位置を、真反対のおなか側から押さえましょう。押すと痛く、かたく緊張している部分があれば、それが腰痛の真犯人です。

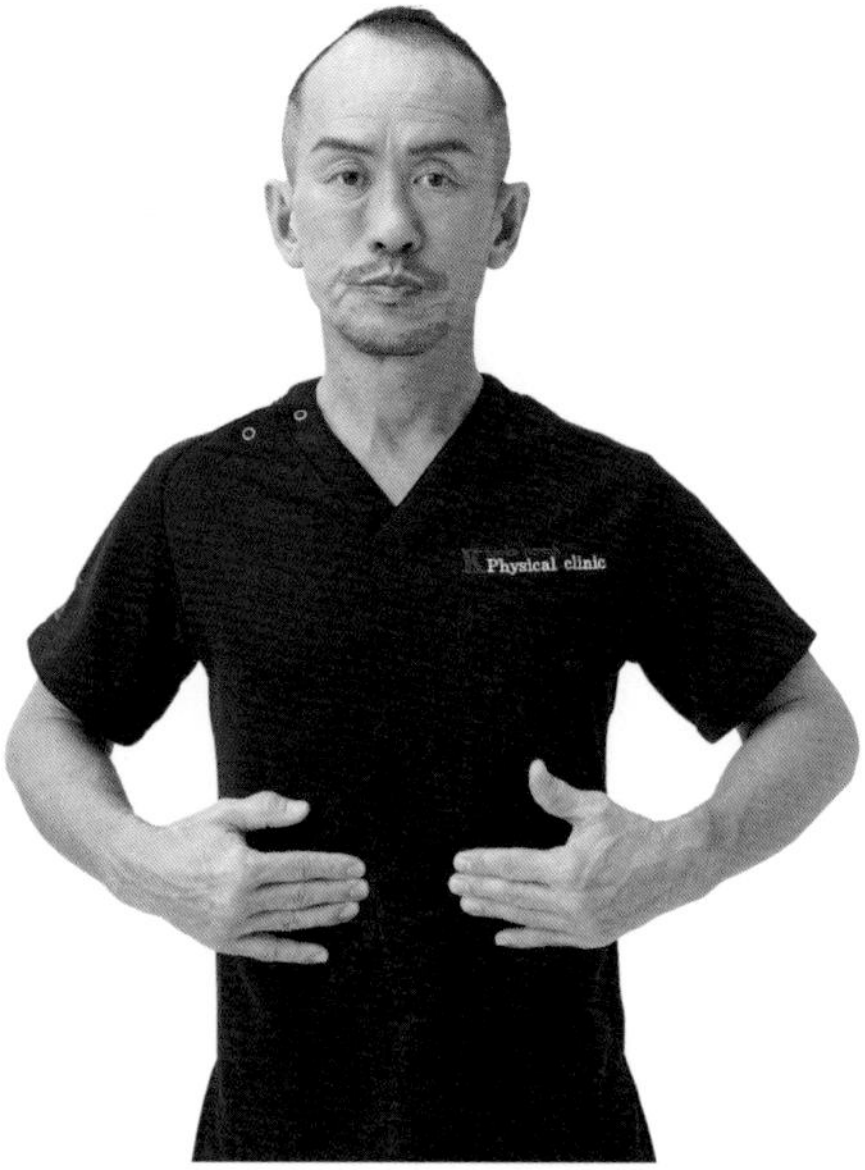

3

押しながら息を吐く

おなかをぐっと押しながら、5秒かけて口から息を吐きます。おなかを押す強さは、あまりぐりぐりと押しすぎず、やさしく力をかける程度の強さで。

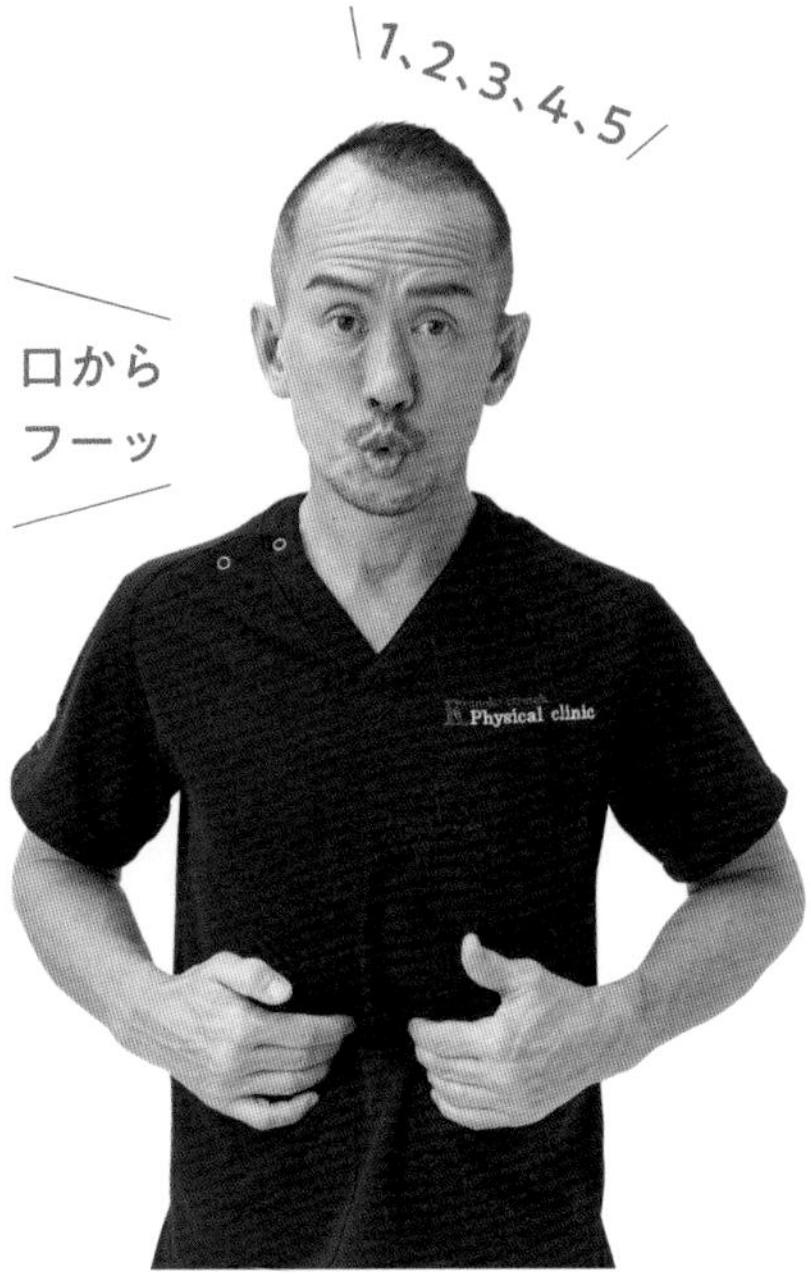

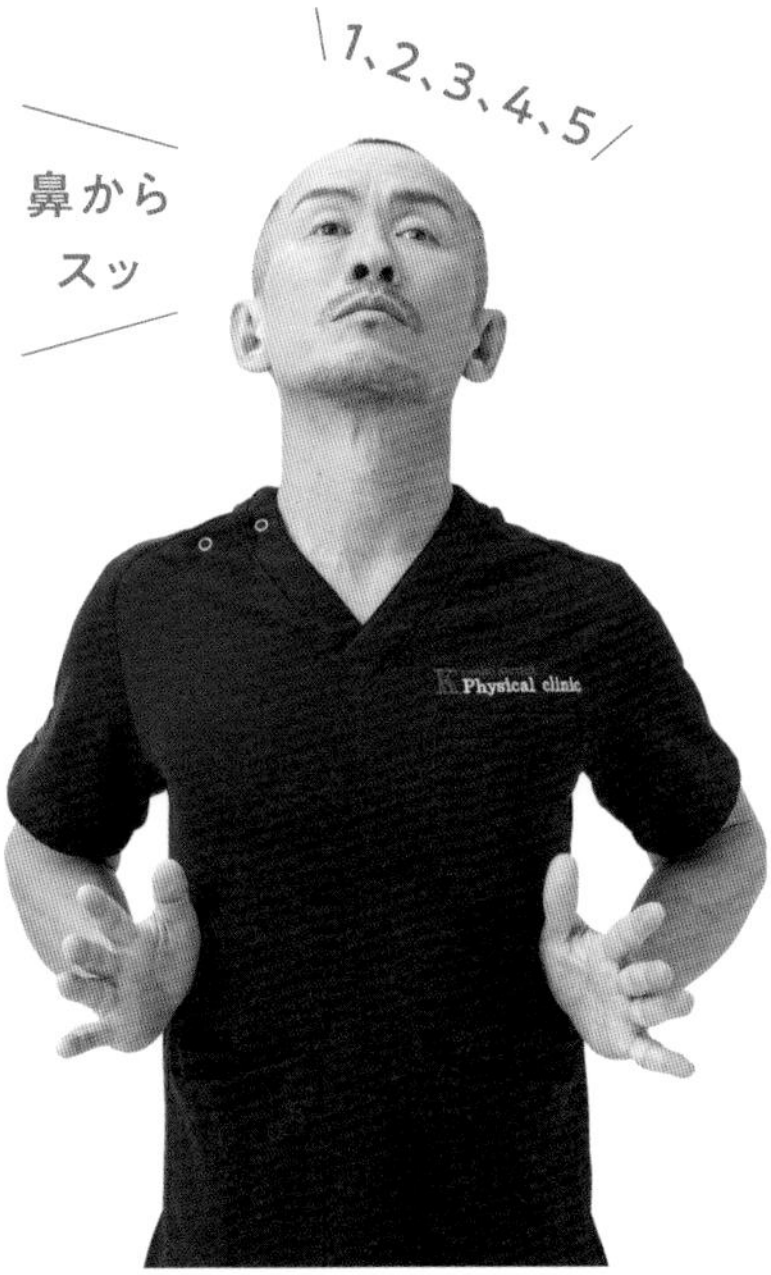

4

手を離して息を吸う

手を離して、5秒かけて鼻から息を吸います。このときに緊張がとれていきます。これを3〜5回繰り返すと、腰が軽くなるのが感じられるはずです。

腰の痛み②

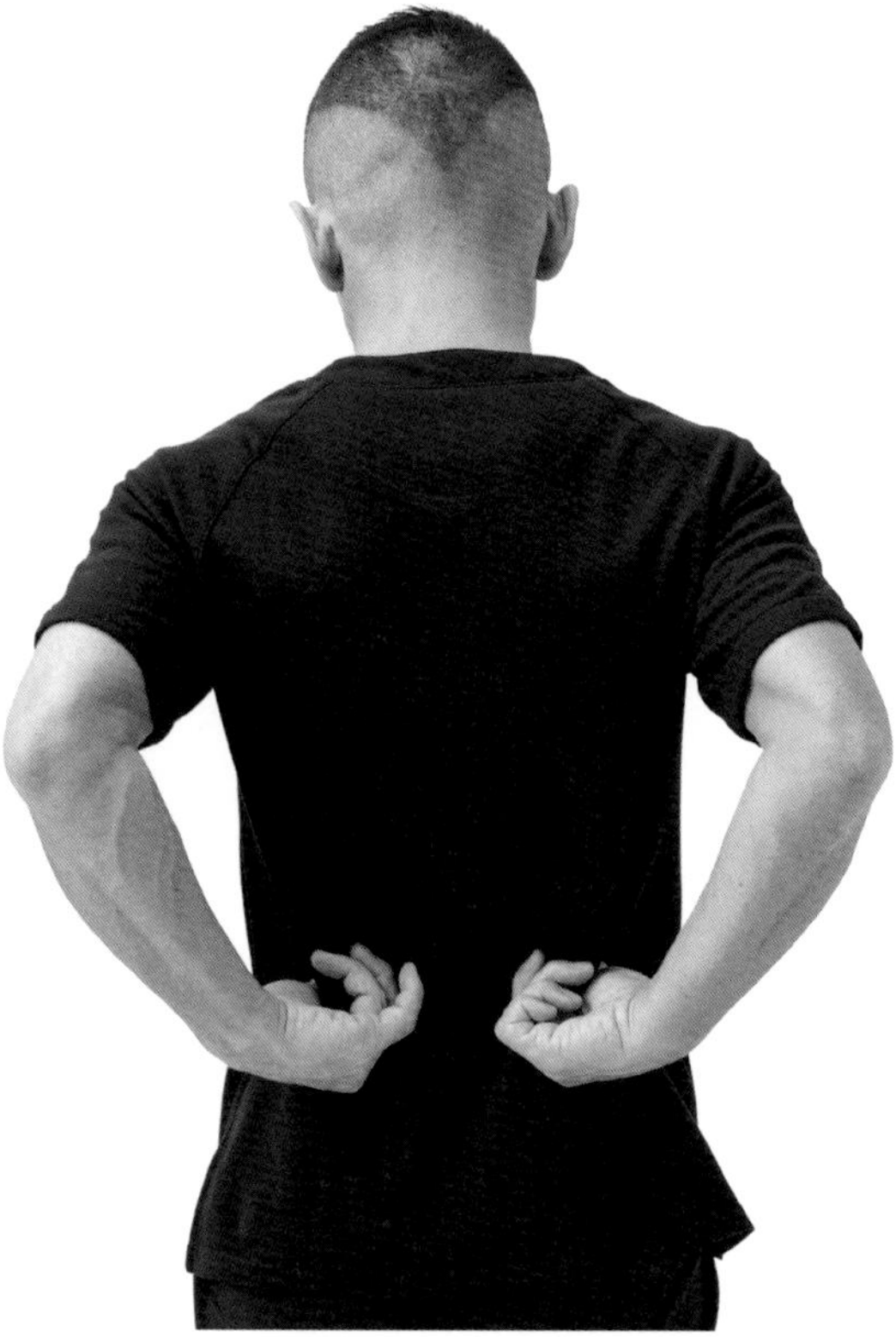

1 腰の痛い部分をつまむ

腰の痛い部分に直接アプローチしたい方はこちらのバージョンを試してみてください。腰痛の中でも、特に痛い部分をつまんでください。

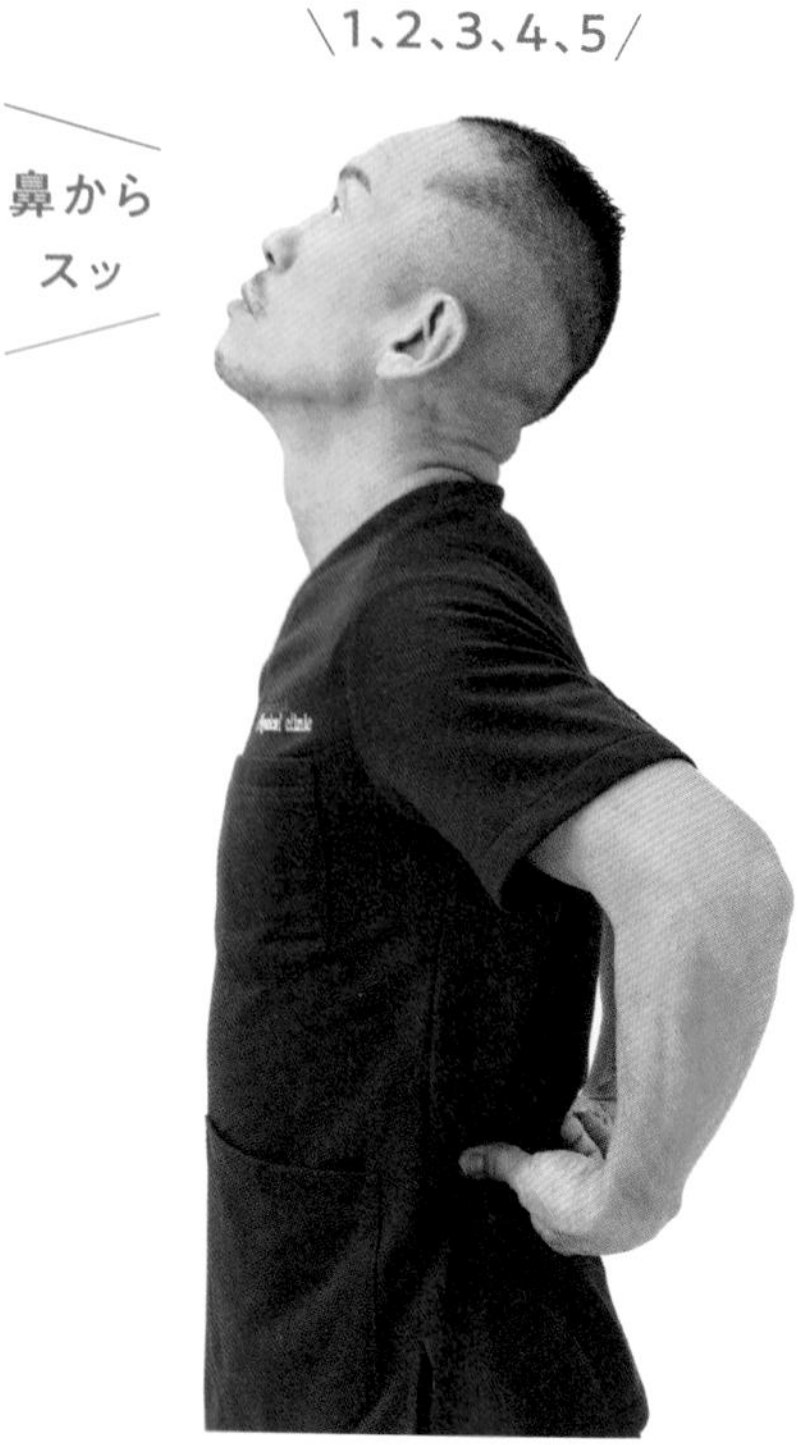

2

息を吸う

痛い部分をつまんだまま、5秒かけて鼻から息を吸います。

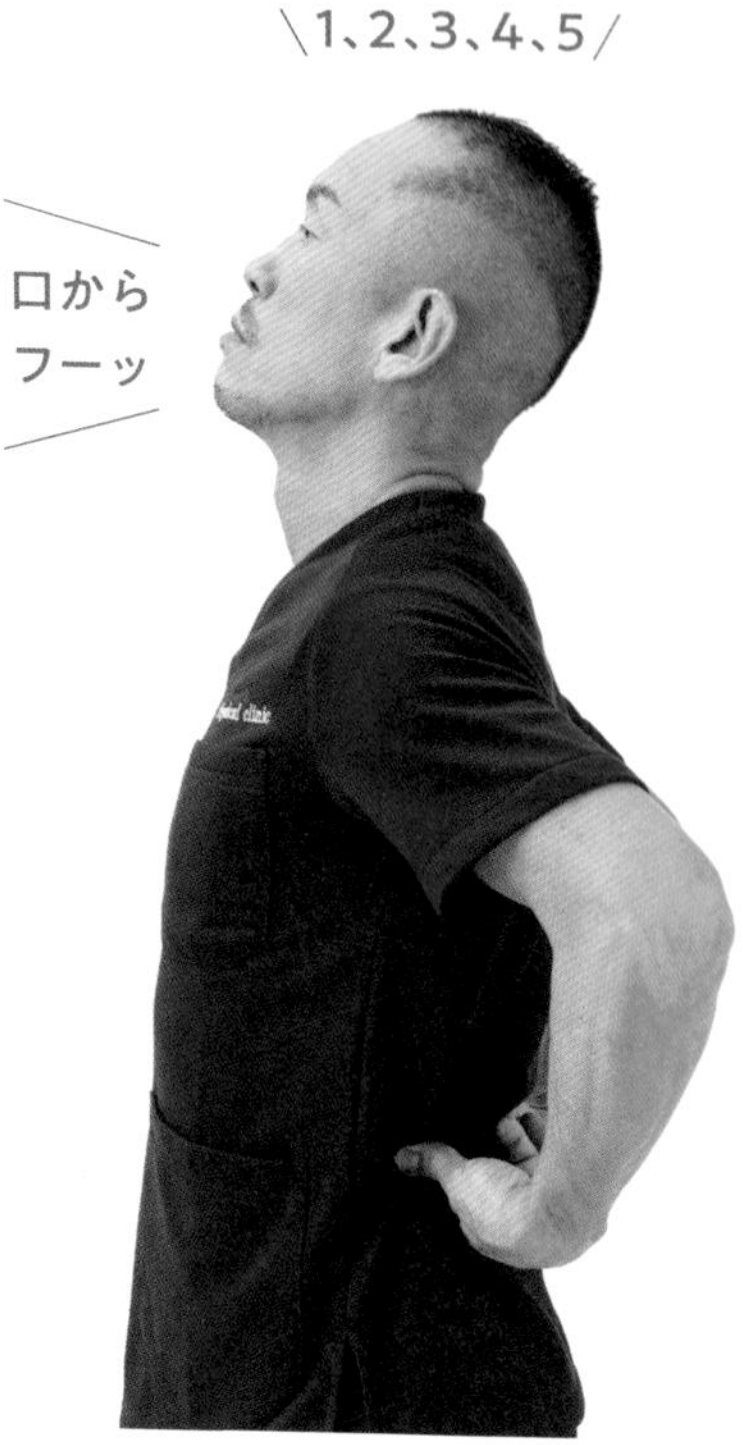

3

息を吐く

痛い部分をつまんだまま、5秒かけて口から息を吐きます。これを3〜5回繰り返すと、腰の緊張がゆるむはずです。

お尻の痛み

（坐骨神経痛）

坐骨神経《ざこつしんけい》をストレッチ

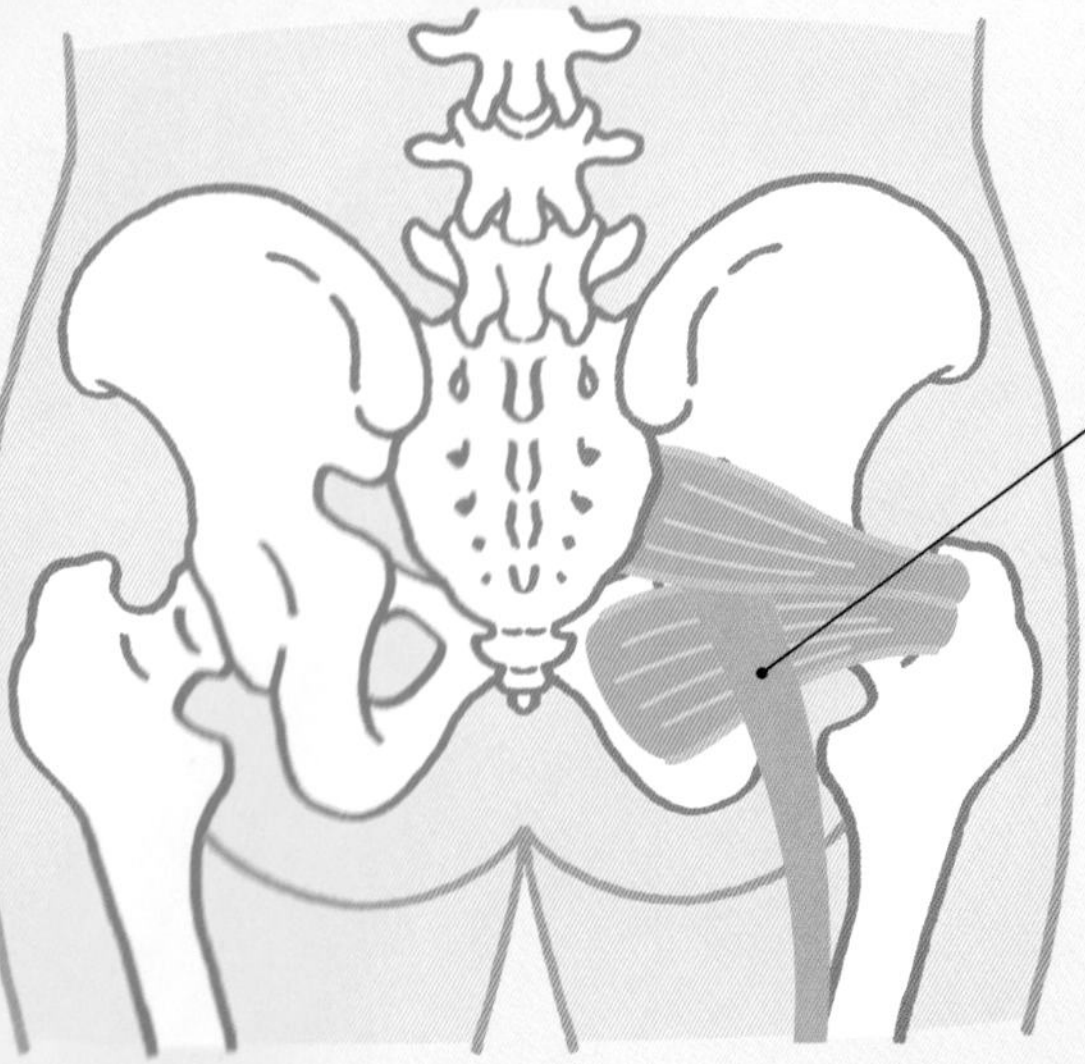

坐骨神経は、お尻の下にある、数ある神経の中でも飛び抜けて太く、小指ほどの太さといわれている人体で最も太い神経。

「座りすぎ」でお悩み増　神経に効かせて解決を

コロナ禍以降、お尻の痛みを訴える人が増えました。その理由は、外出する機会が減り、座っている時間が増加し、その間ずっとお尻の下にある「坐骨神経」が圧迫されているため。

人体に張りめぐらされた無数の神経の中で、ほかに比べて何倍もあるほど圧倒的に太く、小指ほどの太さがある「坐骨神経」。座っている間ずっとこの神経が外側から圧迫されるので、座っている時間が増えるとお尻が痛くなるのは自然な現象です。

坐骨神経はお尻から太ももの裏、膝の裏を通ってすねの前、足の裏まで長く通っているもの。「なんだかお尻が痛い、むずむずする」という方は、違和感があるほうの膝の裏をさわってみると、痛みがあるはずです。それが「坐骨神経」が原因となった痛み。ほうっておいても治るわけではなく、座りすぎのケースの場合は筋肉のストレッチでは治りにくいケースもあります。

でも、坐骨神経そのものをしっかり伸ばす神経系ストレッチを行えば効果抜群。筋肉を伸ばすわけではないので、「伸びてる〜」という感覚は得られにくいかもしれません。でも、しっかりと坐骨神経のストレッチを行えば、数分でお尻の痛みが消える感覚を味わえるはずです。ぜひ、試してみてください。

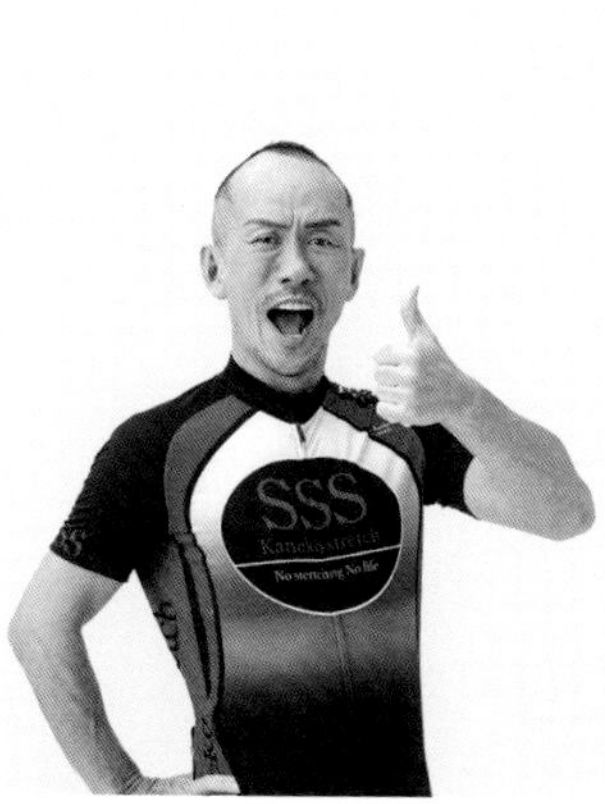

お尻の痛み①

1

膝を曲げ
足の裏を持つ

イスなどに座り、片方の膝を折り曲げて、両手で足の裏を持ちましょう。足の裏を持つ位置は持ちやすいところでかまいません。

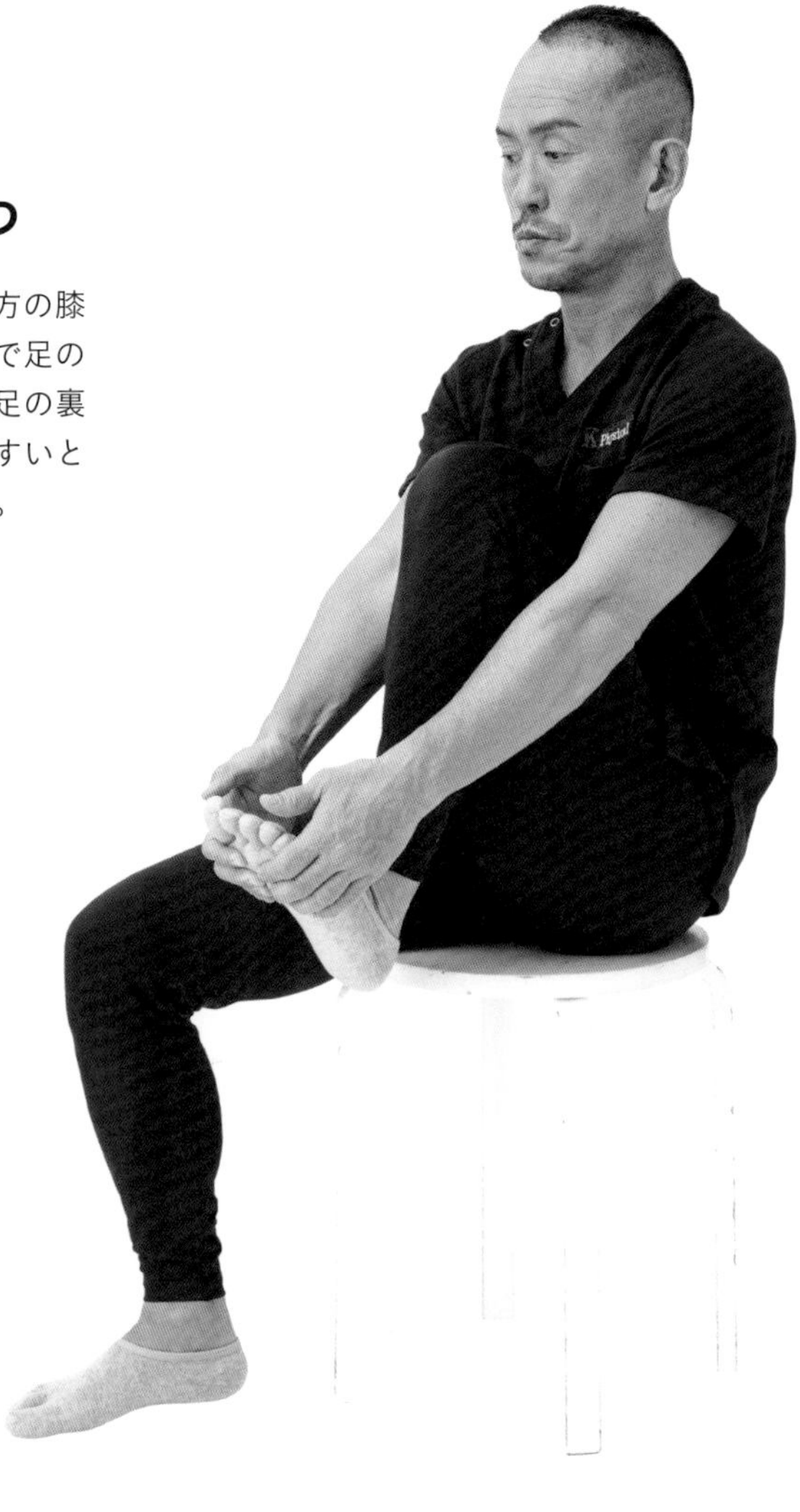

2

足を持ち上げ息を吸う

足をできる範囲で持ち上げ、膝を少し伸ばしながら、5秒かけて鼻から息を吸います。これを2〜3回繰り返します。

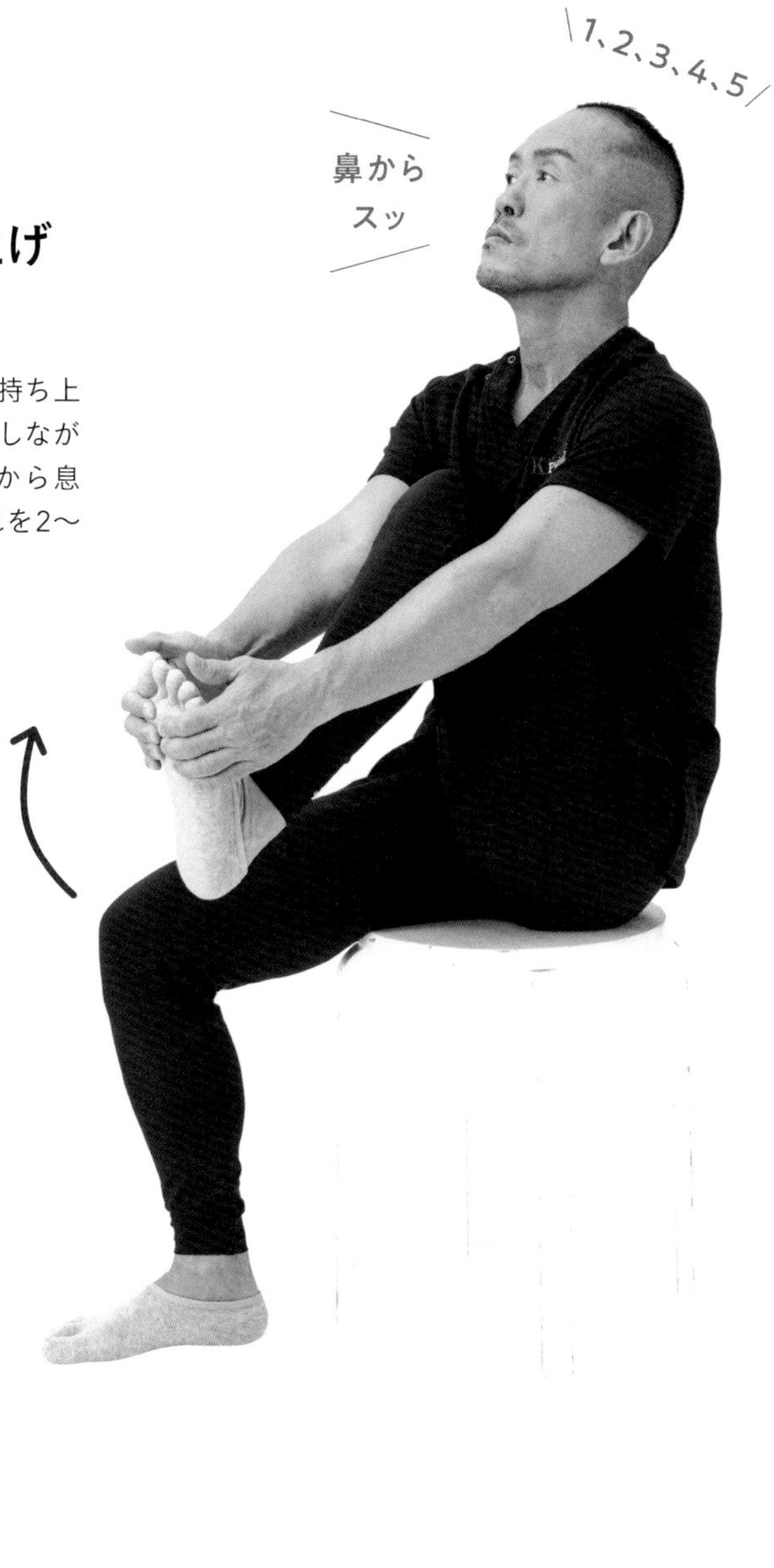

お尻の痛み②

1

つま先を上げる

こちらは、足を上げるのが難しい場合のパターンです。イスに座ったまま、片方のつま先を上げます。

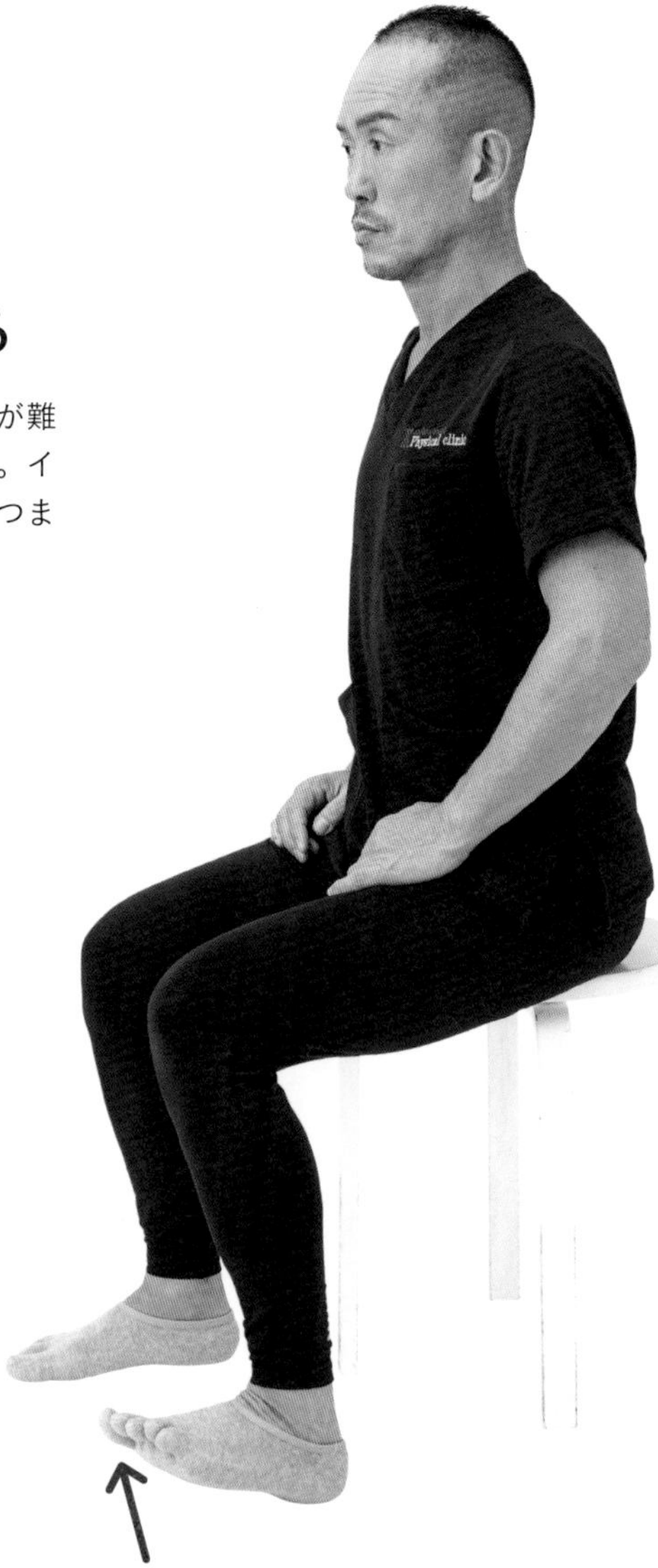

2

足を外側にずらす

足をできる範囲で外側にずらします。

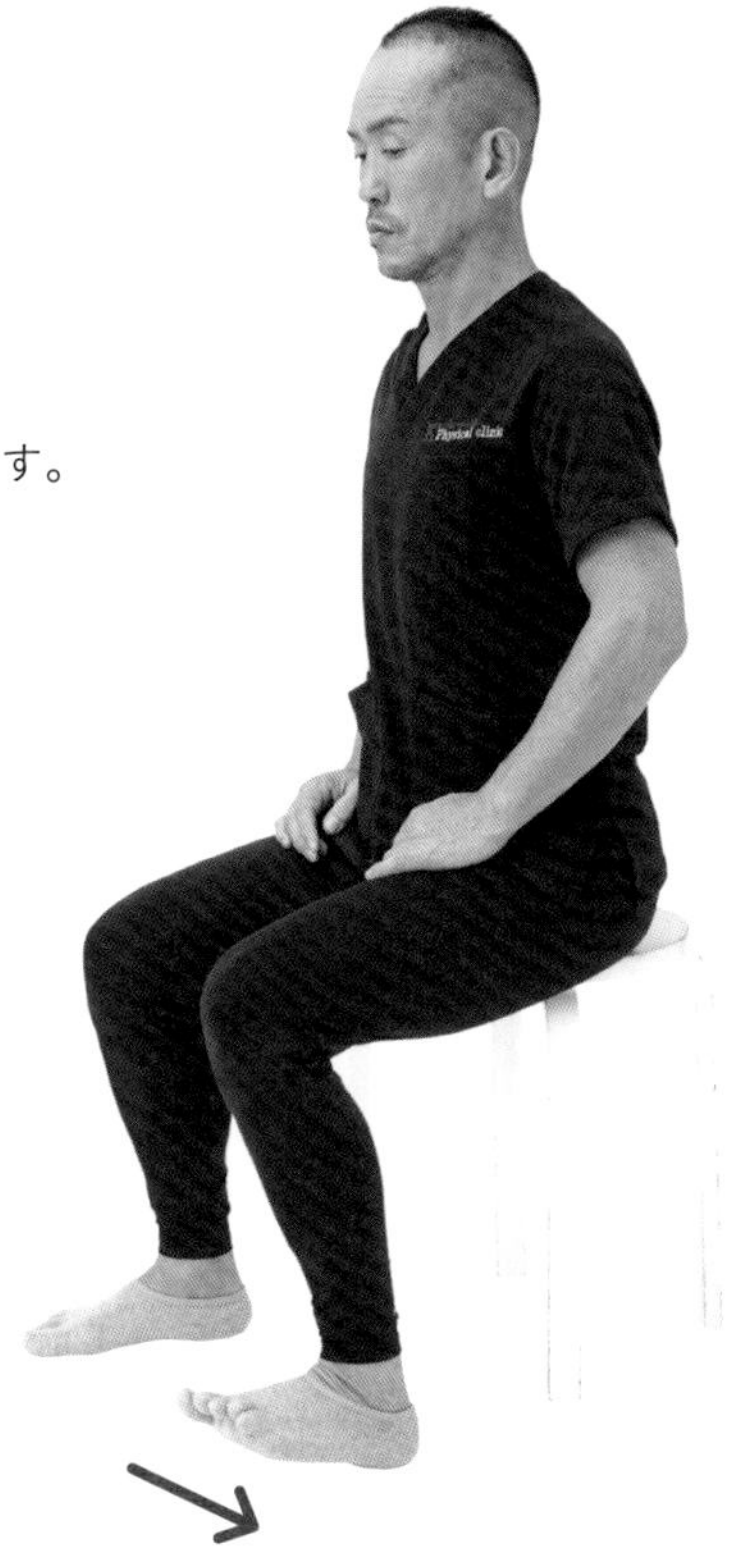

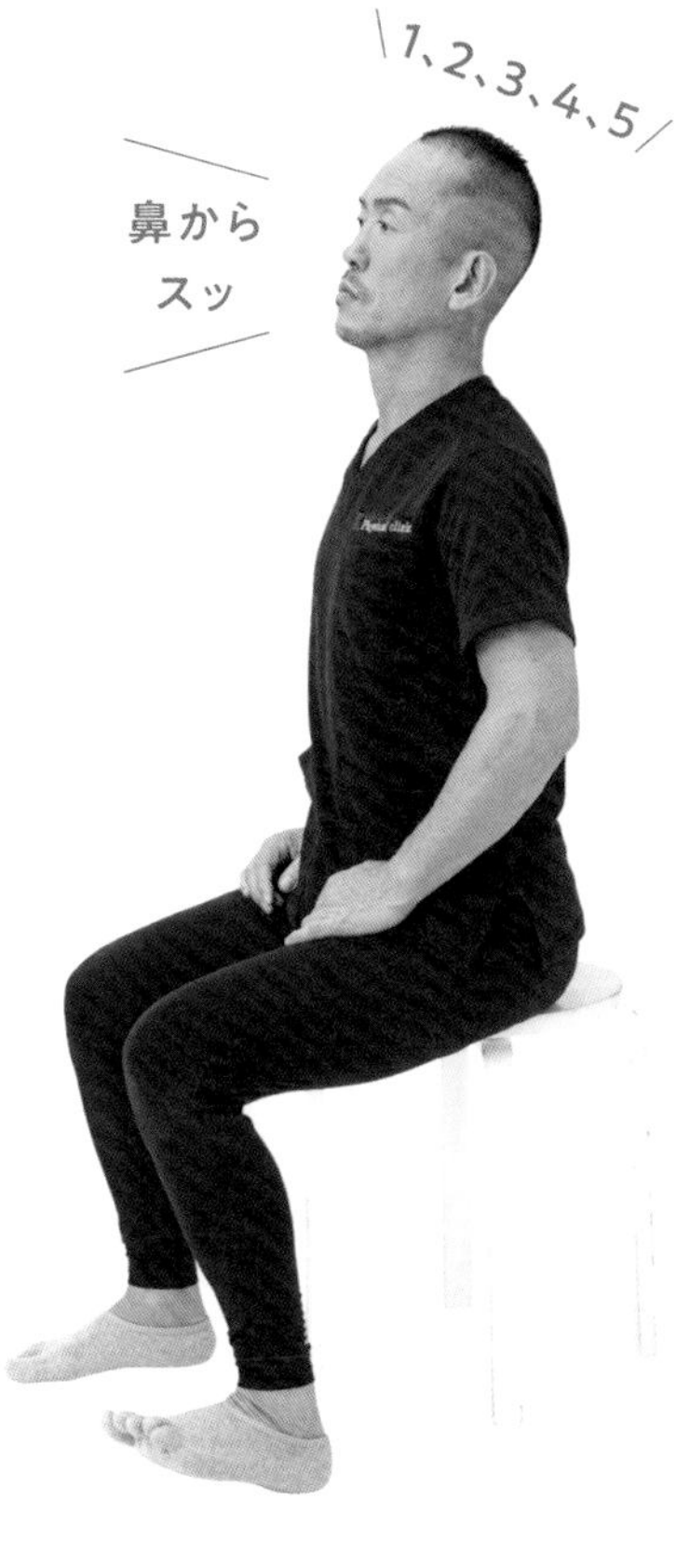

3

息を吸う

そのまま足を動かさず、5秒かけて鼻から息を吸います。脚の後ろ側を伸ばすイメージで。これを2～3回繰り返します。

膝の痛み

大腿神経《だいたいしんけい》をストレッチ

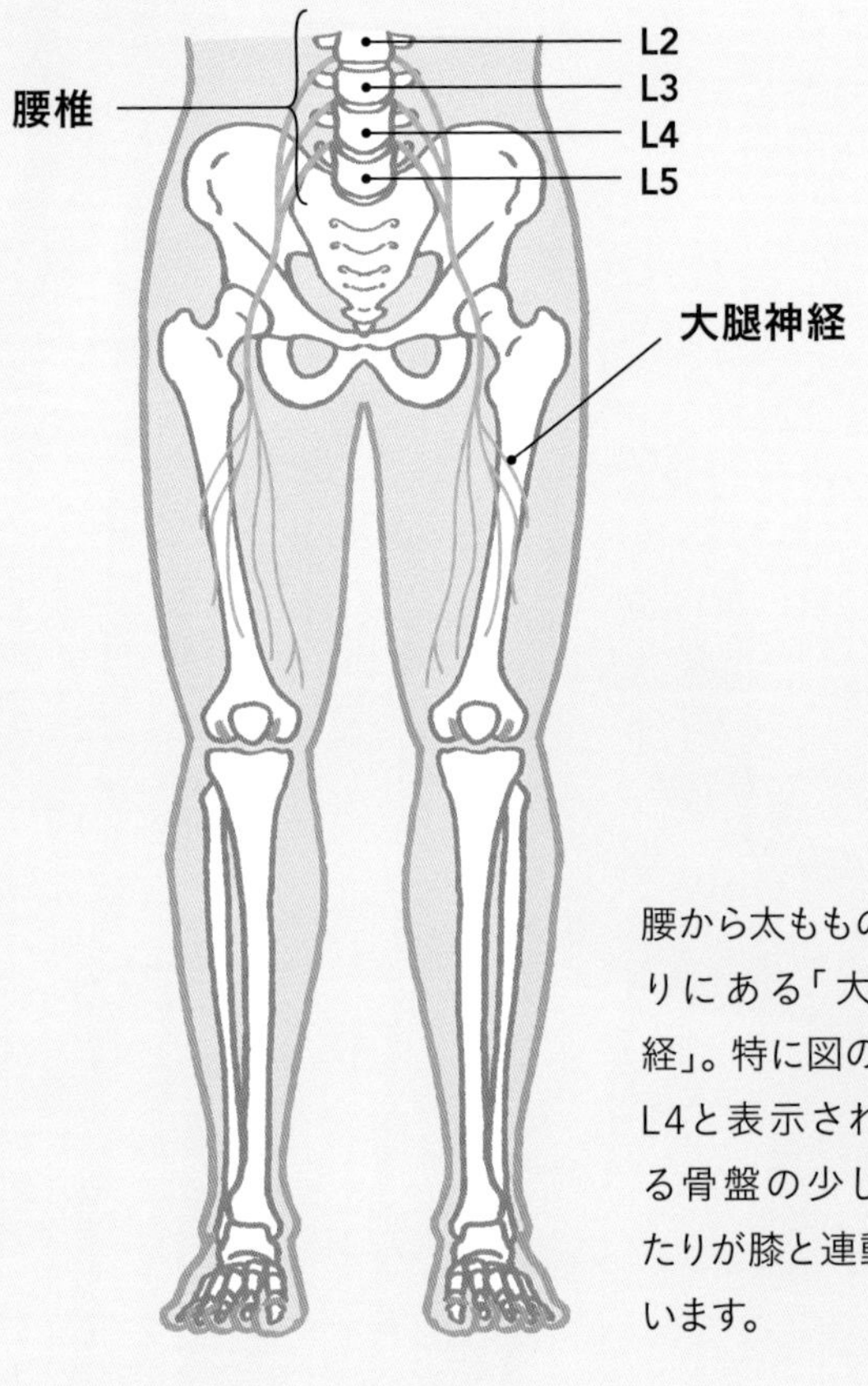

腰から太もものあたりにある「大腿神経」。特に図のL2～L4と表示されている骨盤の少し上あたりが膝と連動しています。

膝の痛みの原因は腰！大腿神経にアプローチ

膝にはクッションとなる半月板や靭帯《じんたい》など、さまざまな方向に動かしても大丈夫な仕組みが多数あるため、人の体の中でもかなり複雑な動きができる部位です。けれど、何かの原因で普通にしていても膝が痛くて歩きにくい、少し運動するとすぐに膝が痛くなってしまうという方は非常に多く見られます。

膝の痛みが何をしても治らないとお困りの方に意外な真実をお伝えしましょう。実は、膝の痛みの原因は膝ではなく、腰にあるケースが多いのです。膝を動かす神経は、右図でL2、L3、L4で示されている、骨盤の少し上あたりにある、腰椎の大腿神経と決まっています。この神経が太ももや膝につながっているため、大腿神経の不調が連動して膝に出てしまうのです。

もし今、右膝の痛みに悩んでいる方は、右腰の骨盤の少し上の部分をさわってみると、緊張してかたい部分があるはずです。大腿神経のストレッチをすることで、腰の緊張がとれて膝の痛みが消えるケースがあります。今までどれだけ膝を治療しても治らなかった方、ぜひ試してみてください。

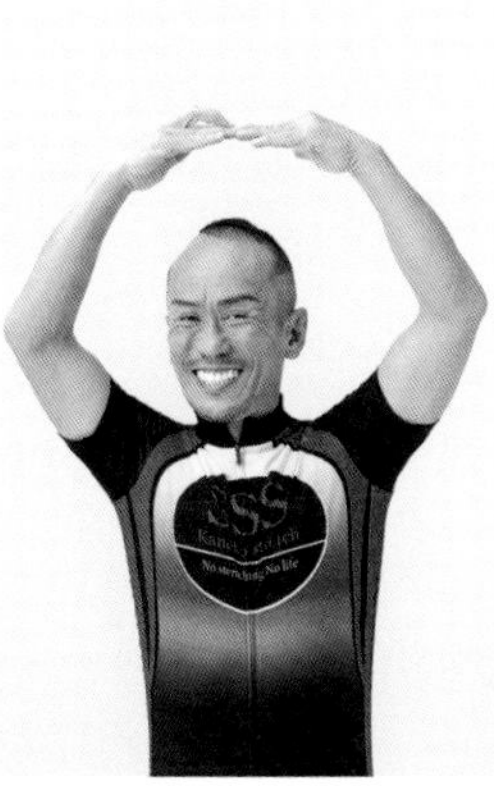

膝の痛み①

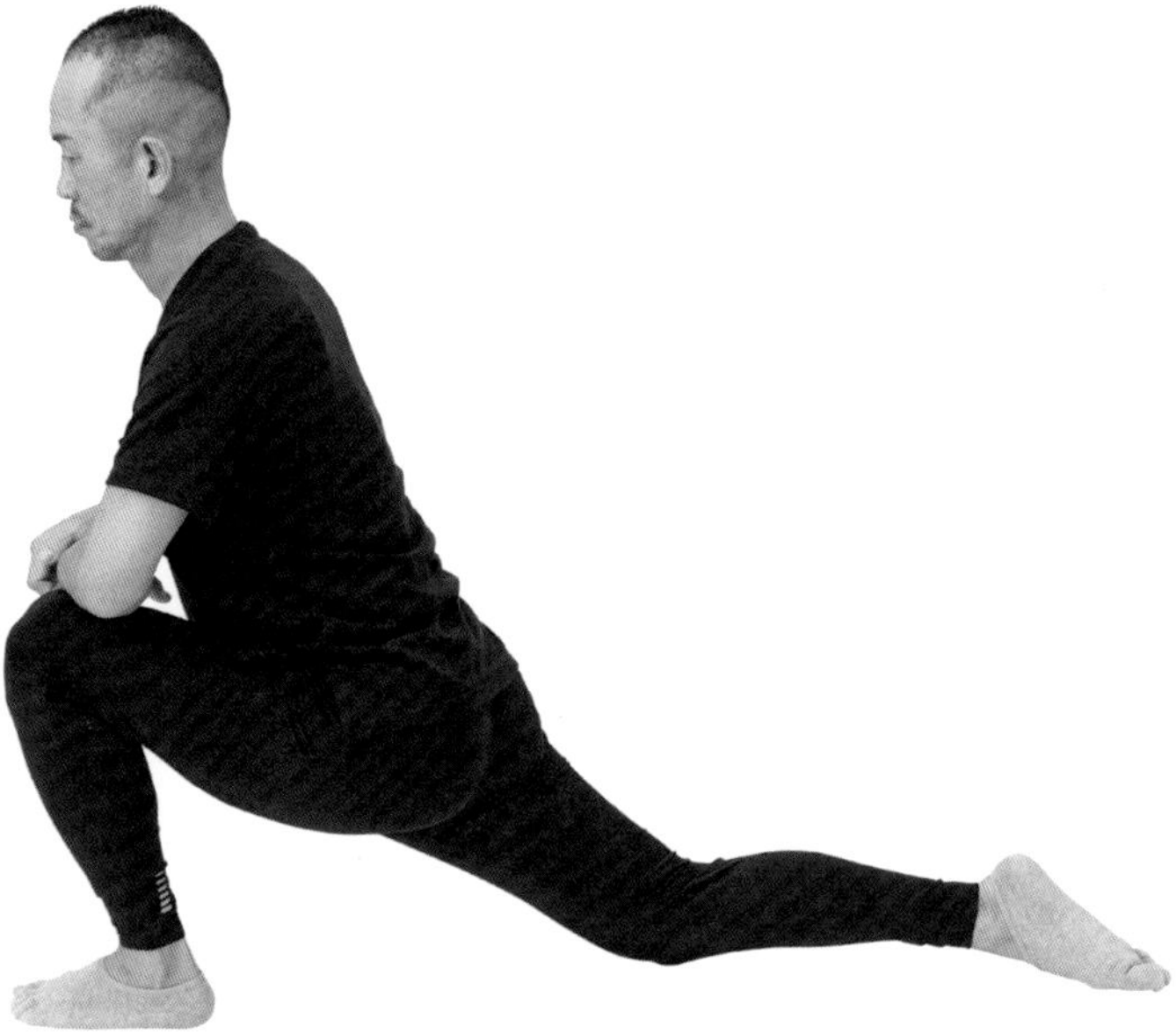

1

脚を前後に開き
膝を立てる

脚を前後に大きく開き、片方の膝を立て、もう一方は膝をつき、後ろに向かって伸ばします。ついた膝が痛くなりやすいので、床にヨガマットなどを敷くのがおすすめです。

後ろから見ると

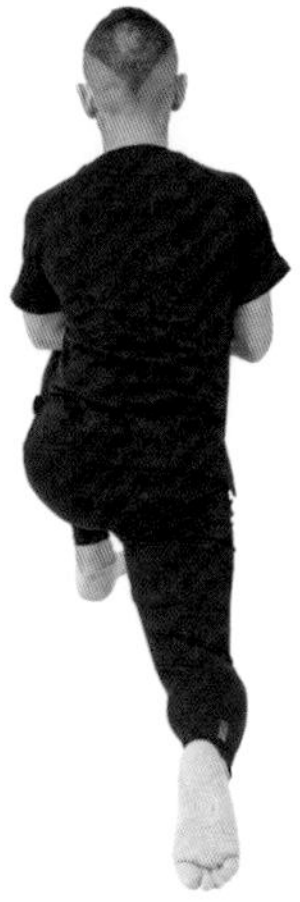

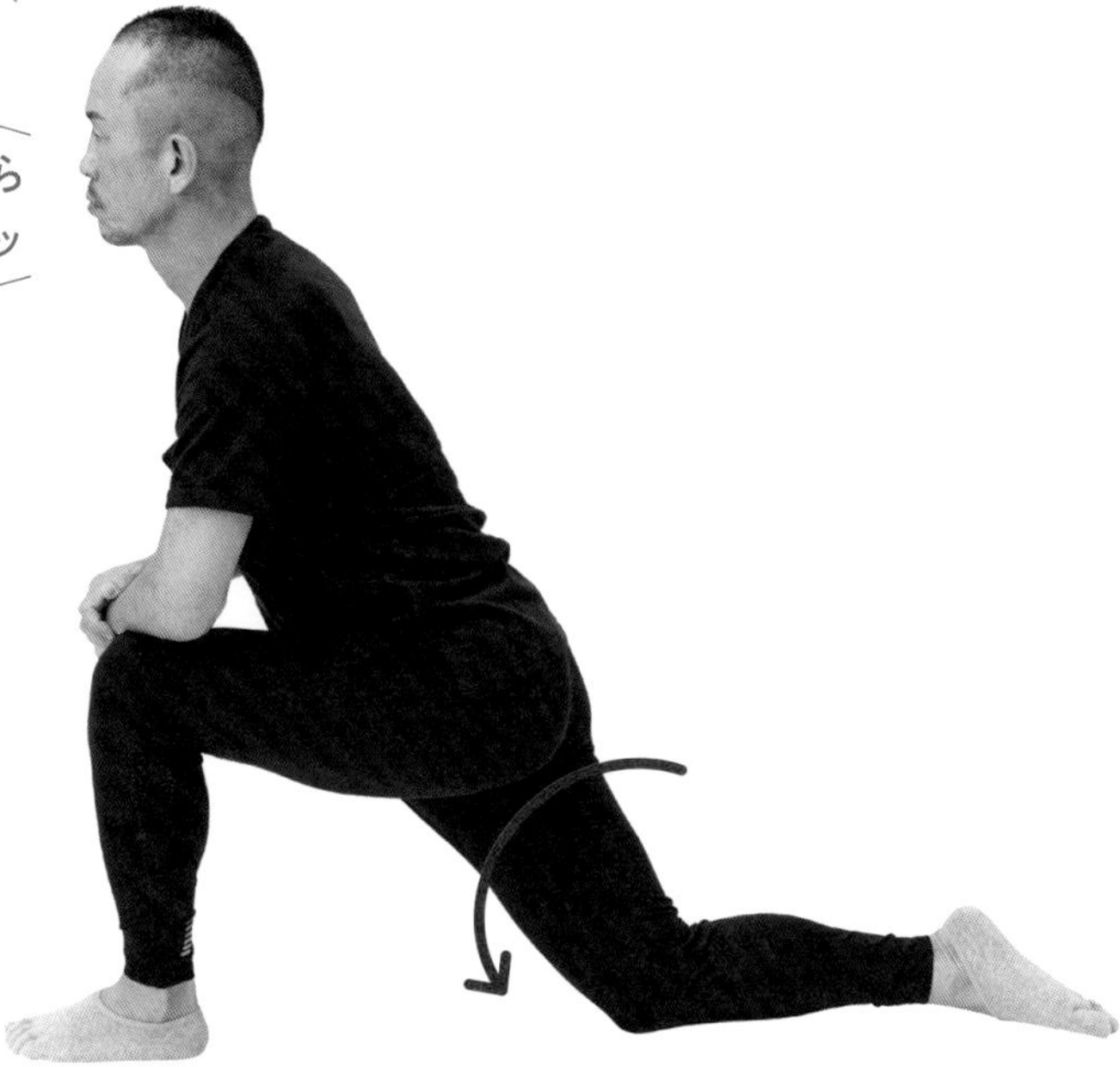

2

脚を内側に倒す

5秒かけて口から息を吐きながら、後ろに伸ばしたほうの脚を骨盤から内側に倒します。これを2〜3回繰り返します。

後ろから見ると

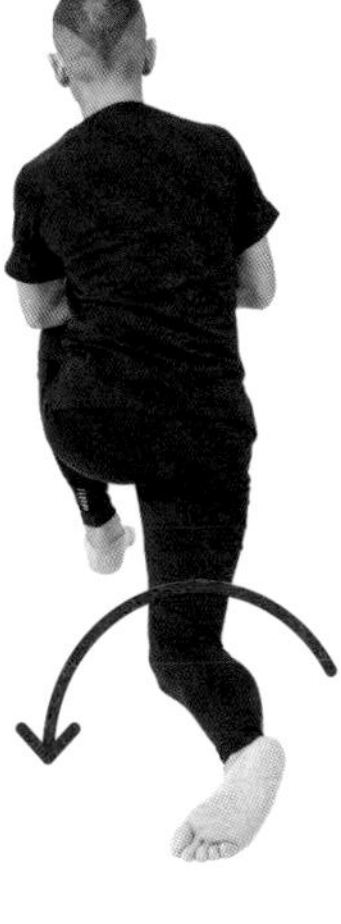

膝の痛み②

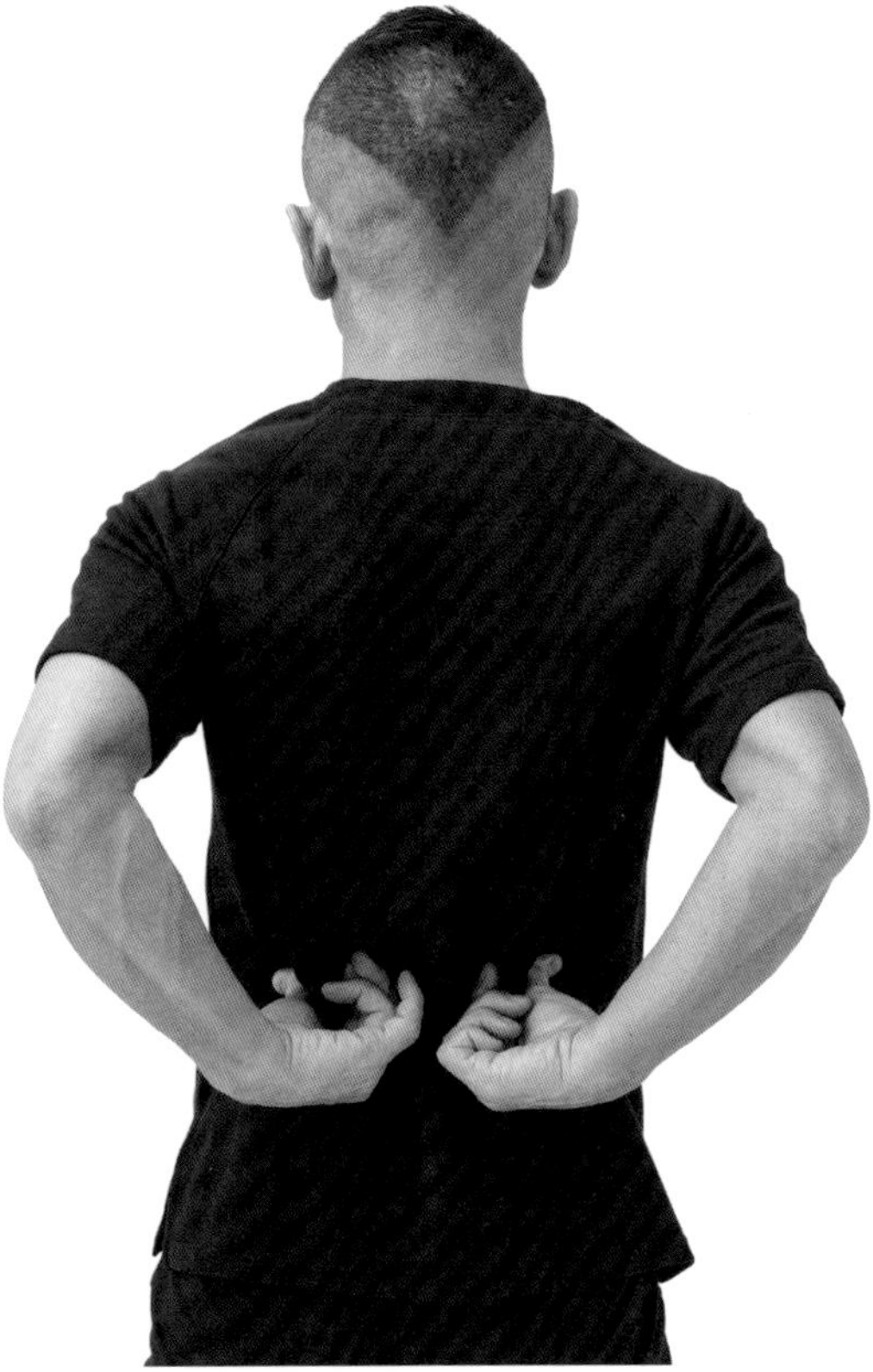

1 腰のあたりをつまむ

腰の骨盤の上あたり（さわると緊張してかたくなり、痛みを感じる部分があればその部分）を、縦につねるようにつまみます。

2

おじぎする

そのまま深く、5秒かけて息を吐きながら、ゆっくりおじぎします。腰をつまんだ手が離れないように注意します。

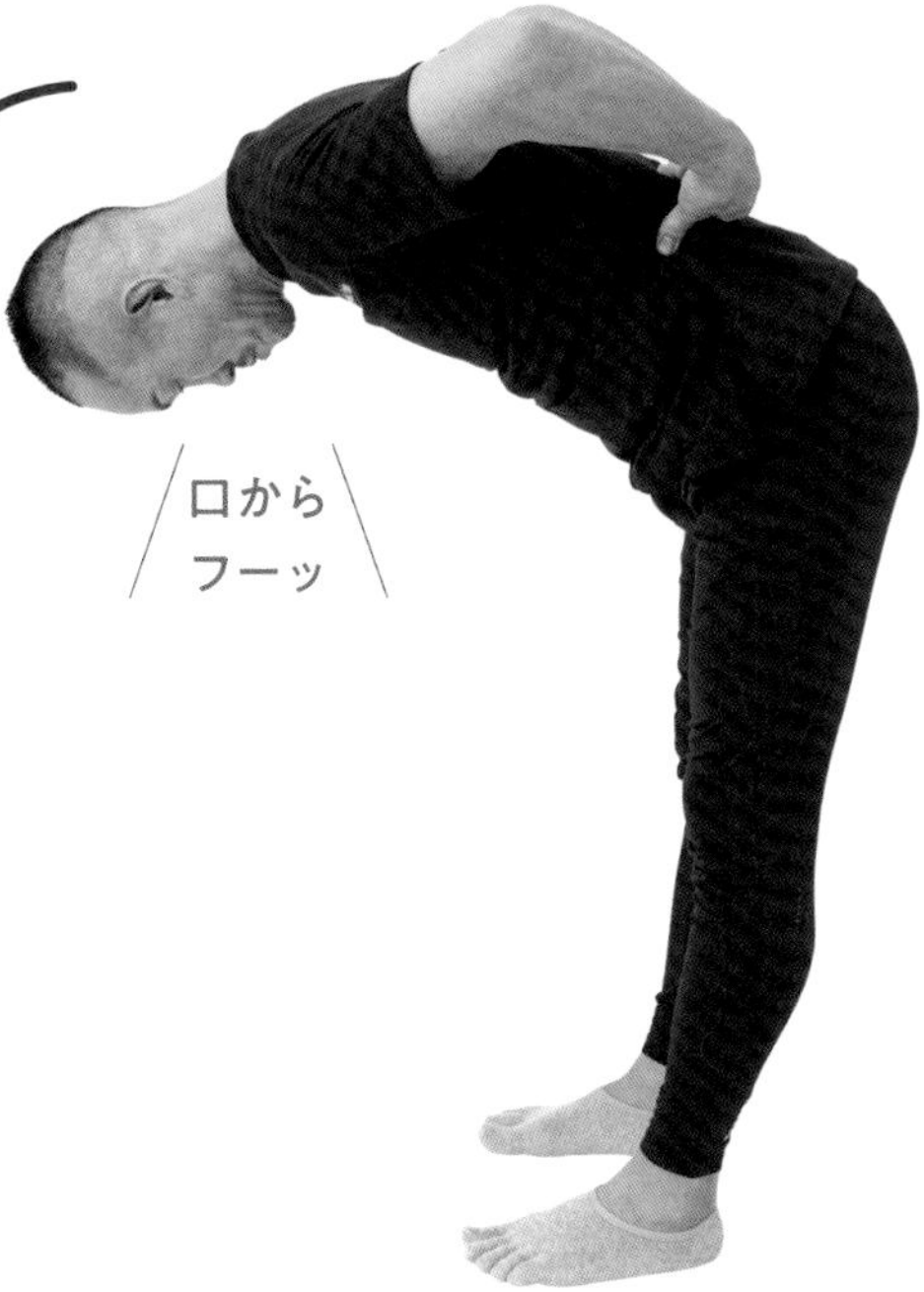

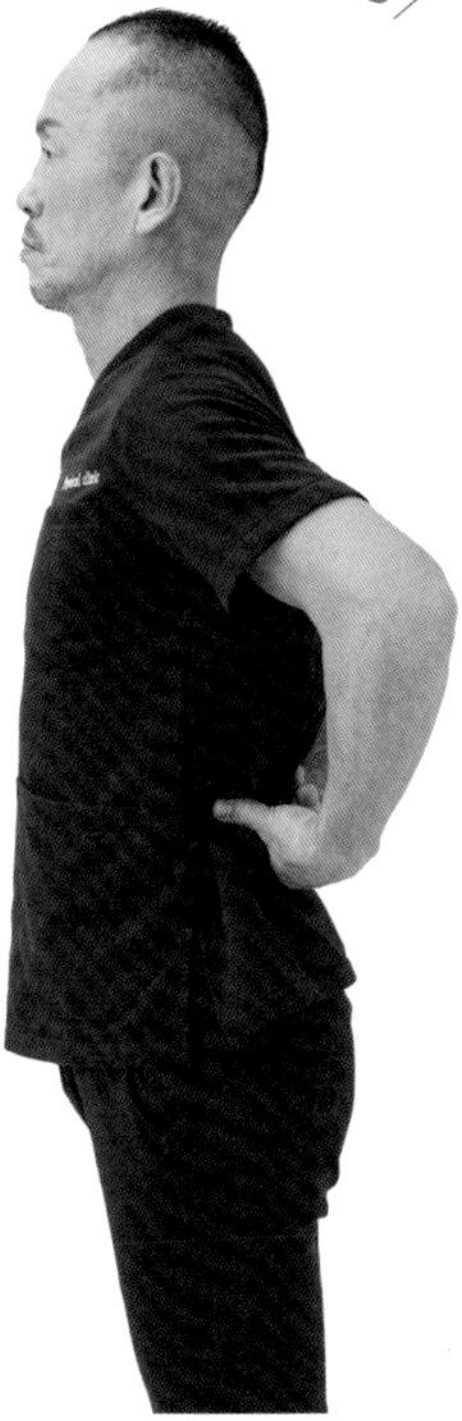

3

元の姿勢に戻る

鼻から息を吸いながら、5秒で元の姿勢に戻り、つまんだ指を離します。これを2〜3回繰り返します。

手指の痛み・しびれ

[親指から中指]

正中神経《せいちゅうしんけい》をストレッチ

[薬指・小指]

尺骨神経《しゃっこつしんけい》をストレッチ

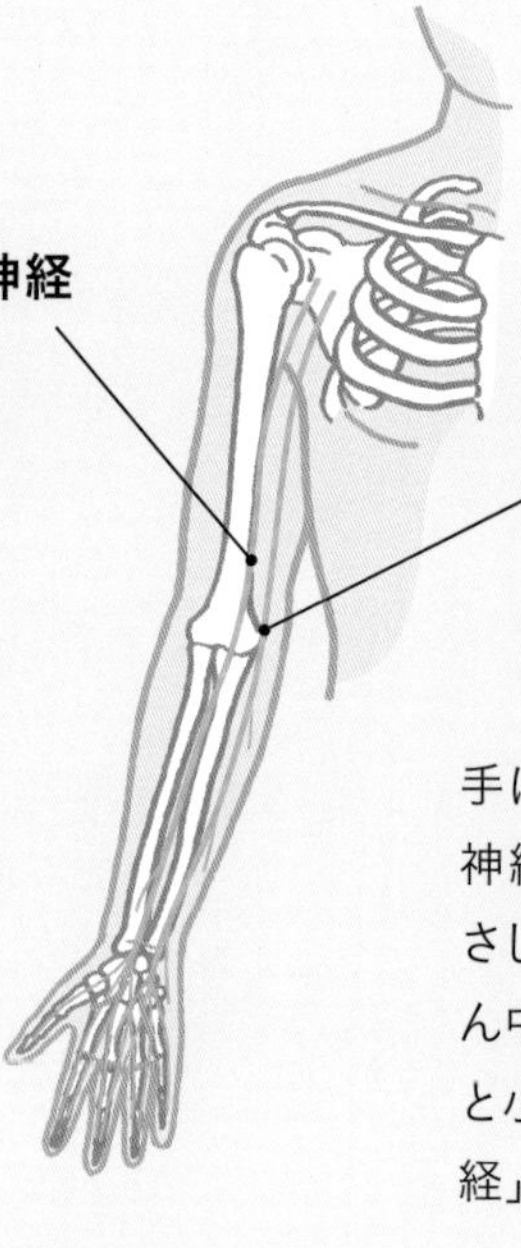

手は、指によってつかさどる神経が異なります。親指、人さし指、中指は手のひらの真ん中を通る「正中神経」、薬指と小指は体側にある「尺骨神経」です。

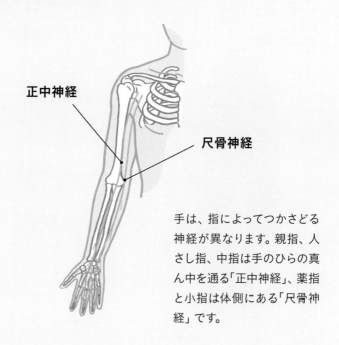

手や指の痛みやしびれは対応する神経を伸ばします

ケガをしたわけでもないのに手や指がなんとなく痛い、しびれている、痛い場所が日によって変わるという場合、「神経」が原因かもしれません。最近はスマホをさわっている時間が増え、手や指がしびれている方が増えてきています。

神経が痛みを出しているため、どれだけ手や指をマッサージしても痛みやしびれはとれにくいのです。

手指の神経は首から始まり、鎖骨やわきの下を通り、指先までつながっています。この神経をストレッチすることで、手の動きがラクになるはずです。どの指に違和感があるかによって、どのストレッチをするべきか変わるため、注意してください。

親指、人さし指、中指は、手のひらの真ん中あたりを通っている「正中神経」です。薬指と小指は、正中神経よりもう少し体側を通っている「尺骨神経」がつかさどっています。五本全部の指に痛みやしびれがある場合は、両方ストレッチしましょう。

首から指先にかけて通っている長い神経をストレッチすることで格段に指が動きやすくなります。

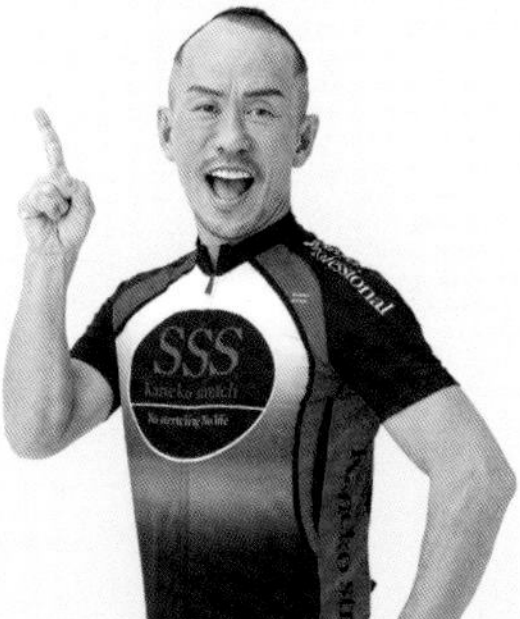

親指から中指の痛み・しびれ

1

指を3本立て
神経の位置を確認

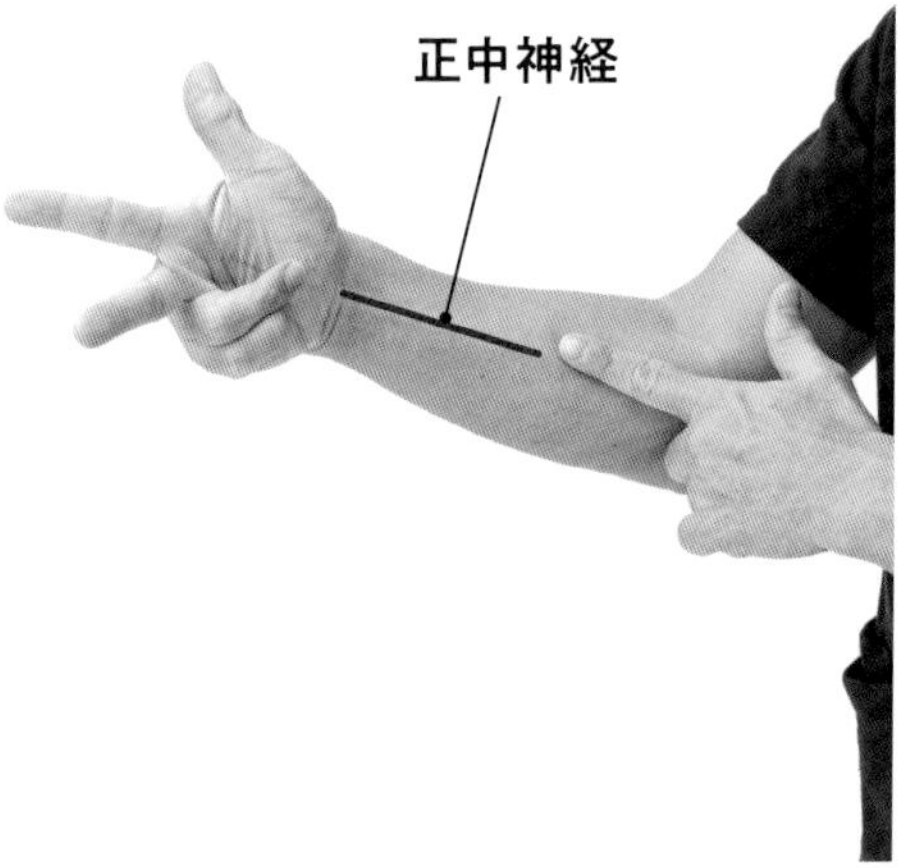

手を握った状態から親指、人さし指、中指を伸ばし、腕をさわって張る部分を探します。そこが正中神経です。

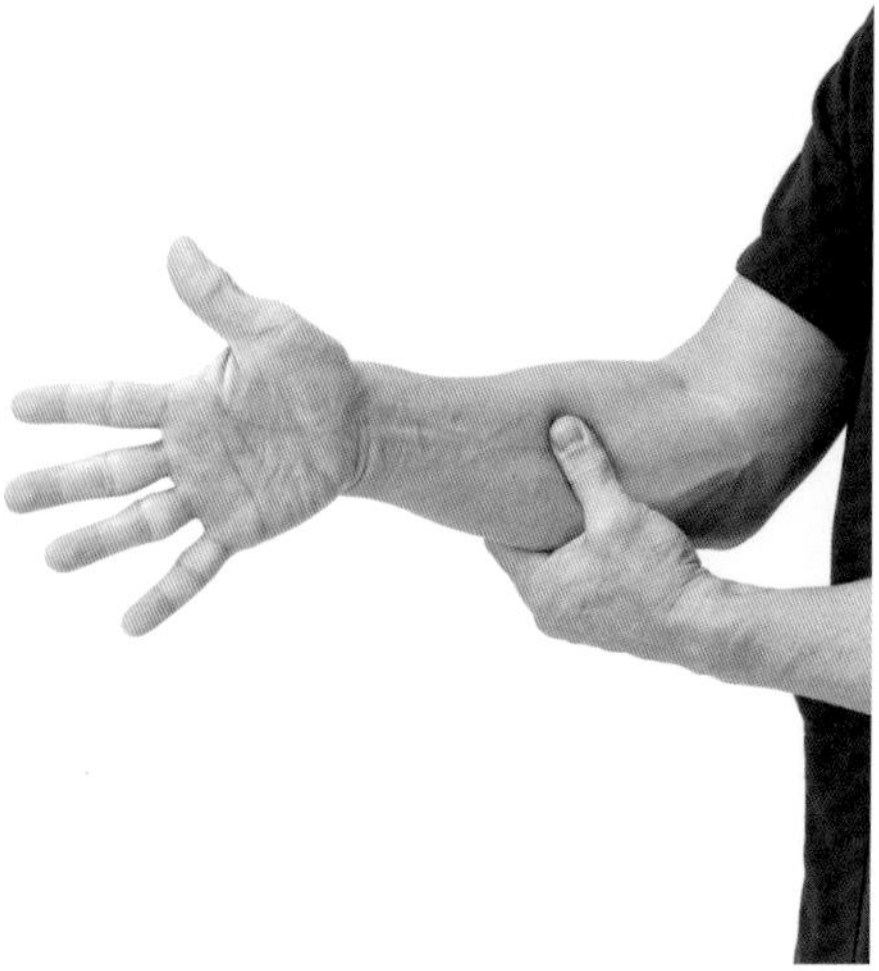

2

親指を当てる

張る部分のひじに近いところに親指を当てます。

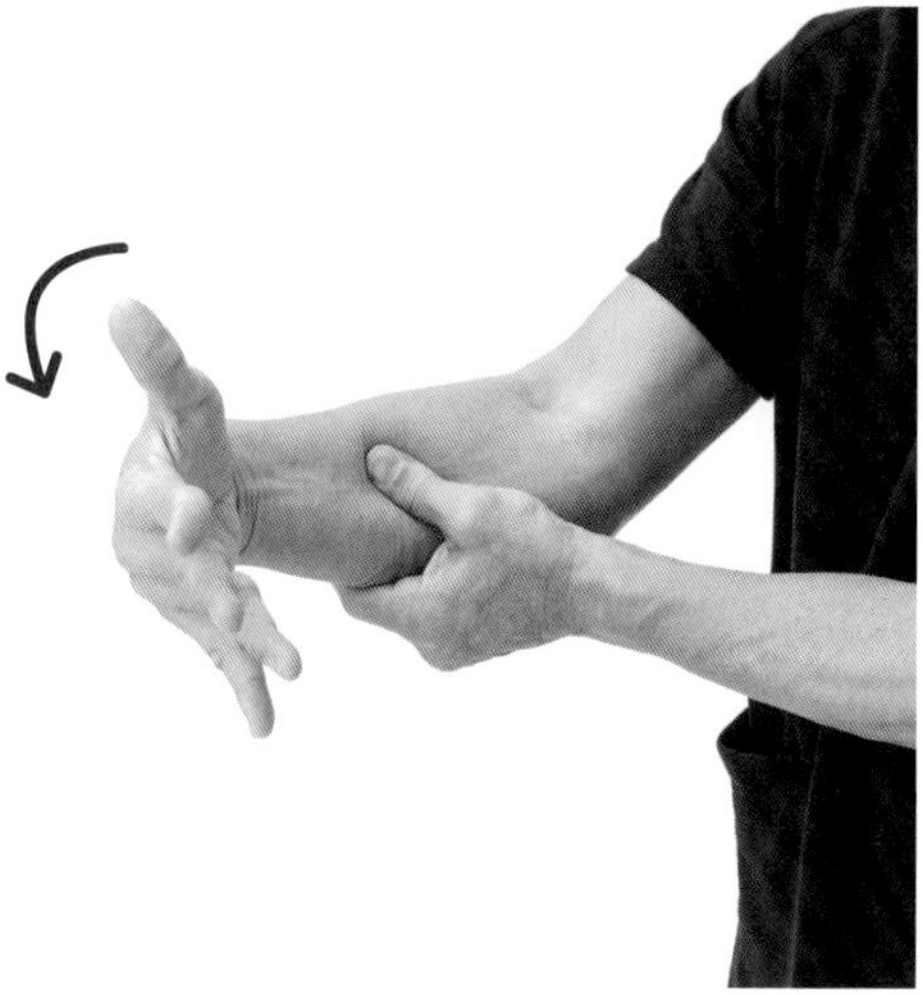

3

手首を曲げる

親指を当てたまま、手首を内側に曲げます。

4

すべらせる

手首を内側に曲げたまま、口から息を吐きながら親指を手首側に向かい5秒かけてすべらせます。これを2〜3回繰り返します。

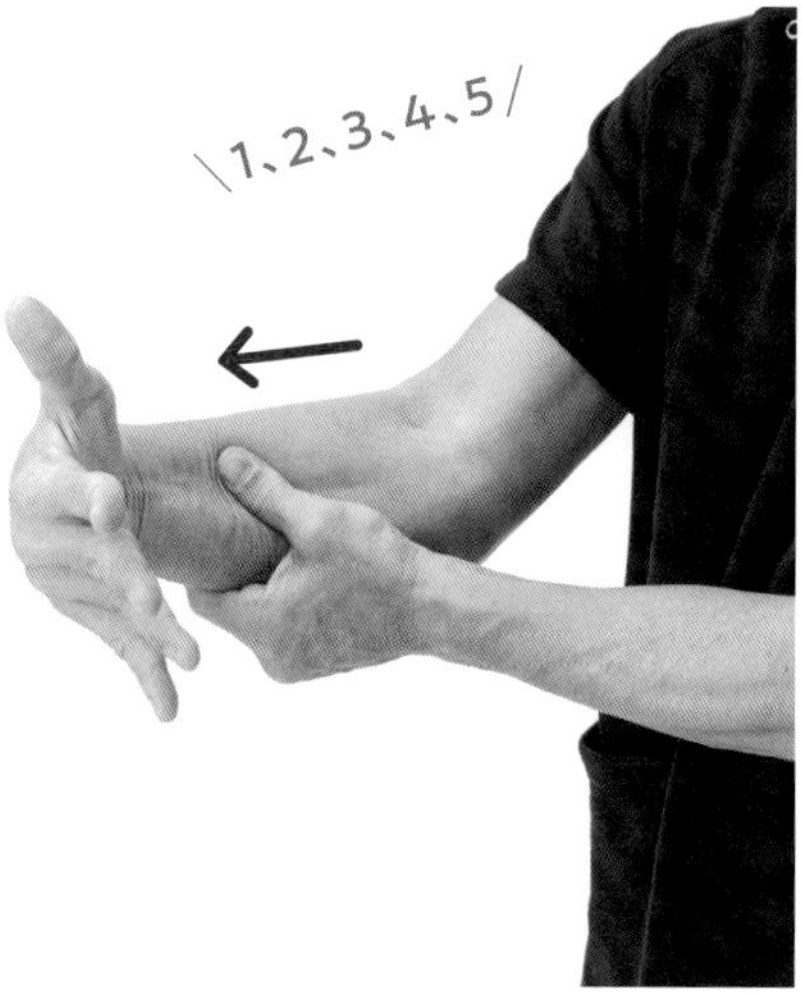

薬指、小指の痛み・しびれ

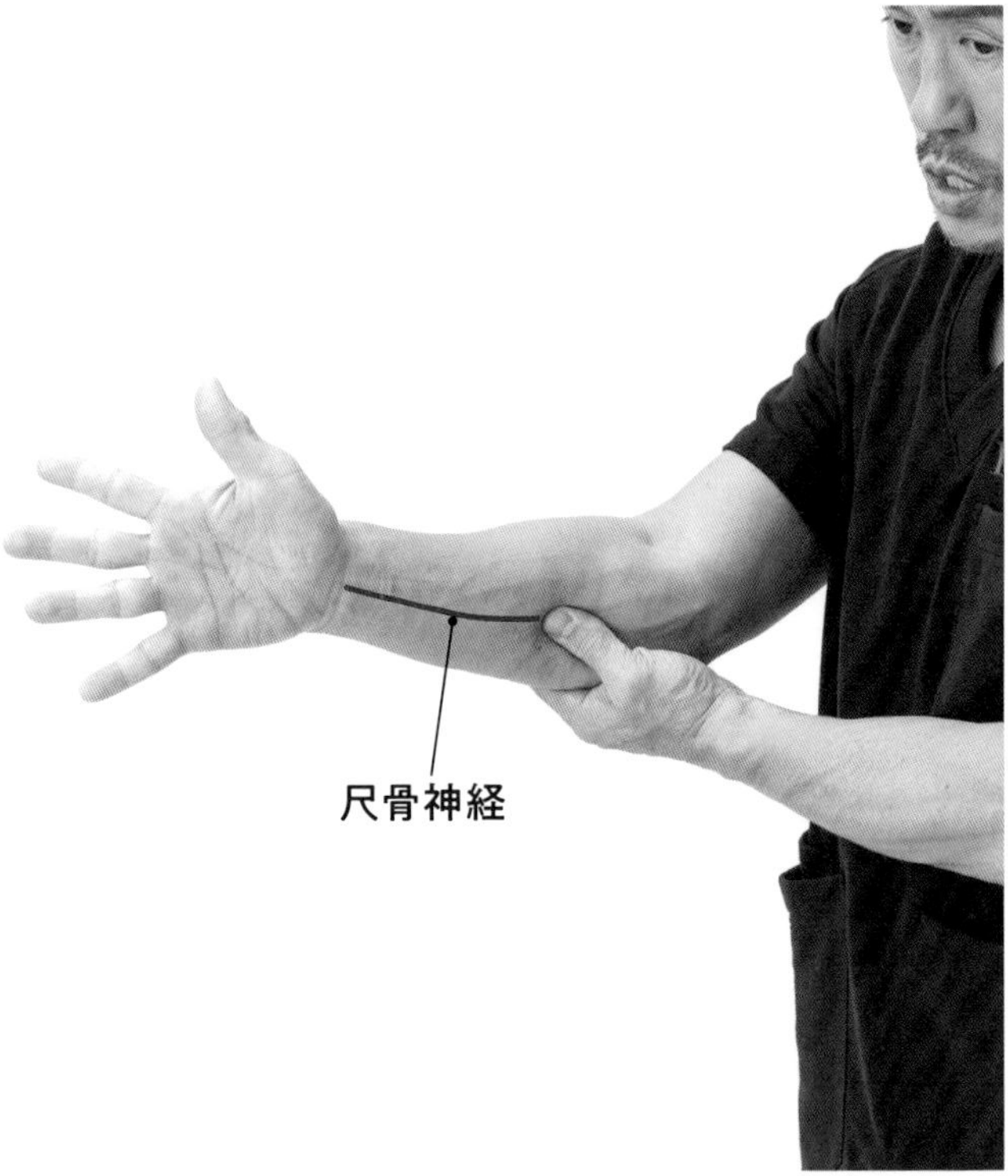

1 神経の位置を確認

薬指と小指を曲げたときに、腕が張る部分を探します。真ん中より少し体側に寄った位置にあります。一度手の指をすべて開き、張る部分のひじに近いところに親指を当てます。

2

薬指と小指を曲げる

親指を当てたまま、薬指と小指を曲げます。

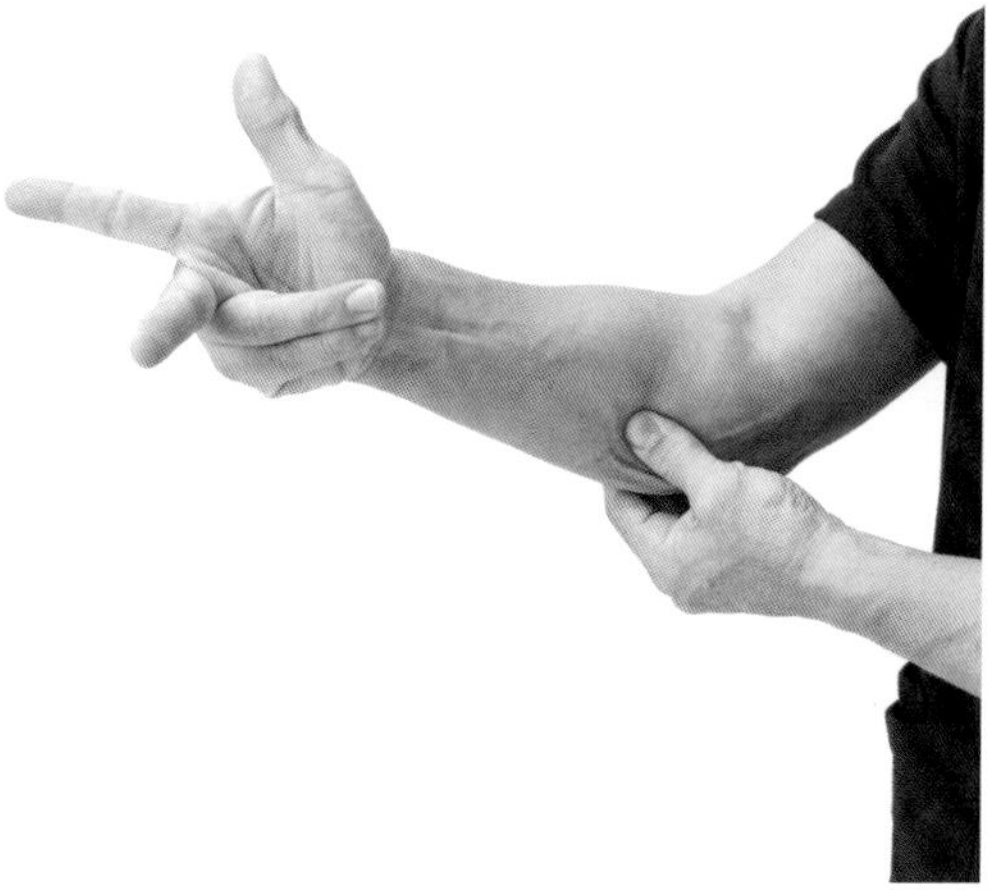

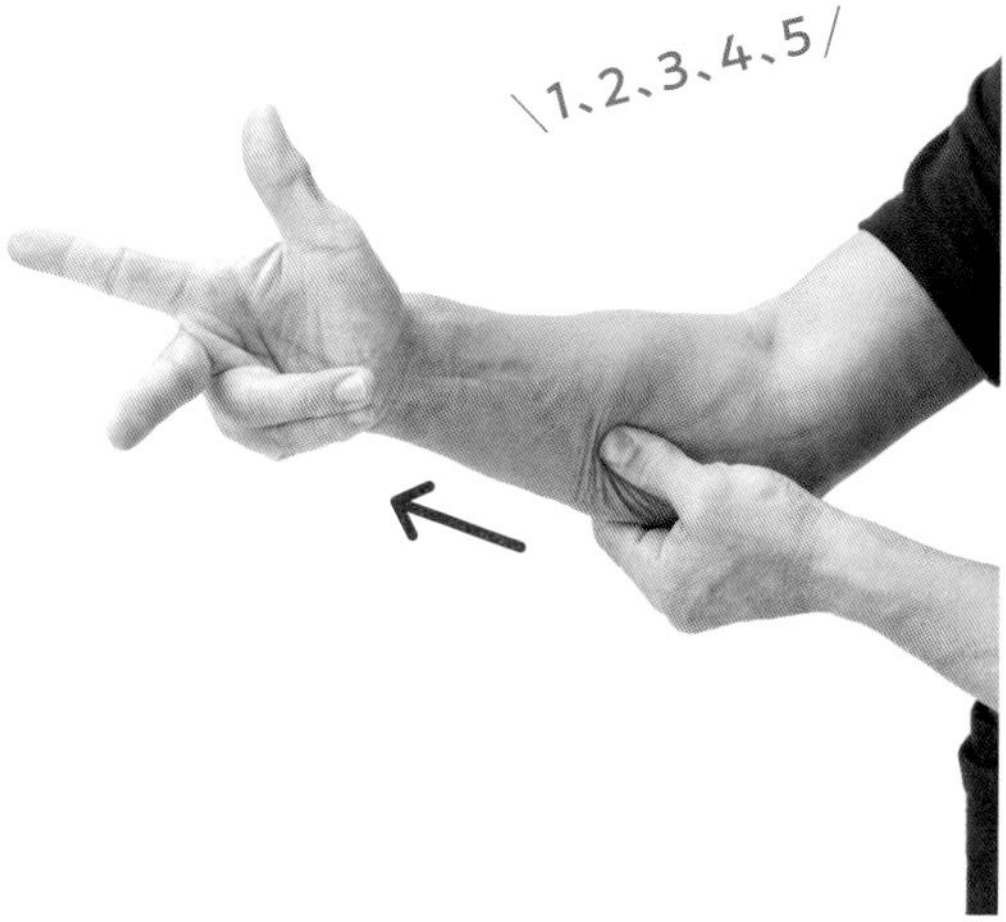

3

すべらせる

薬指と小指を曲げたまま、口から息を吐きながら親指を手首側に向かい5秒かけてすべらせます。これを2〜3回繰り返します。

手指の痛み・しびれ

親指

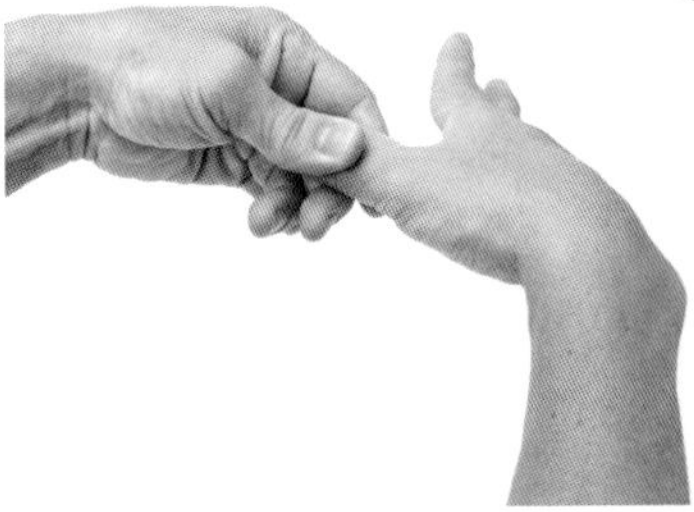

1 指を持つ

手首を曲げ、親指のつけ根を持ちます。

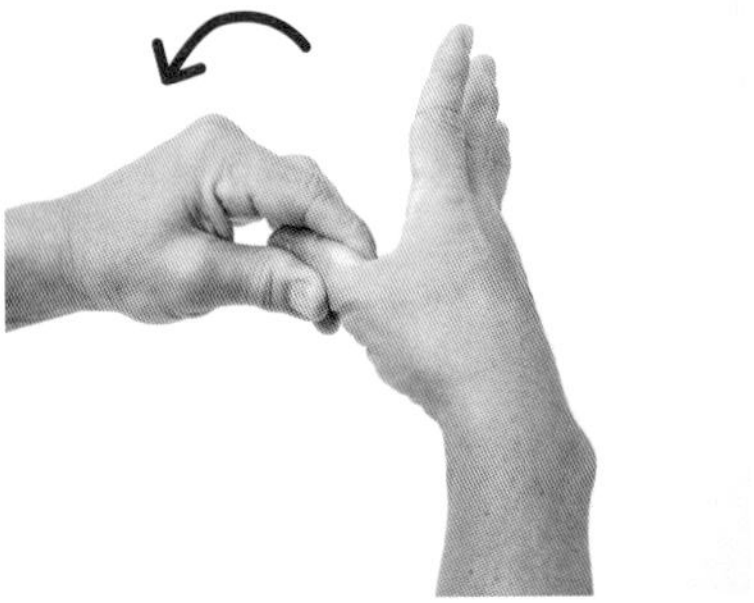

2 内側にまわす

親指を伸ばしながら、内側にまわします。

人さし指

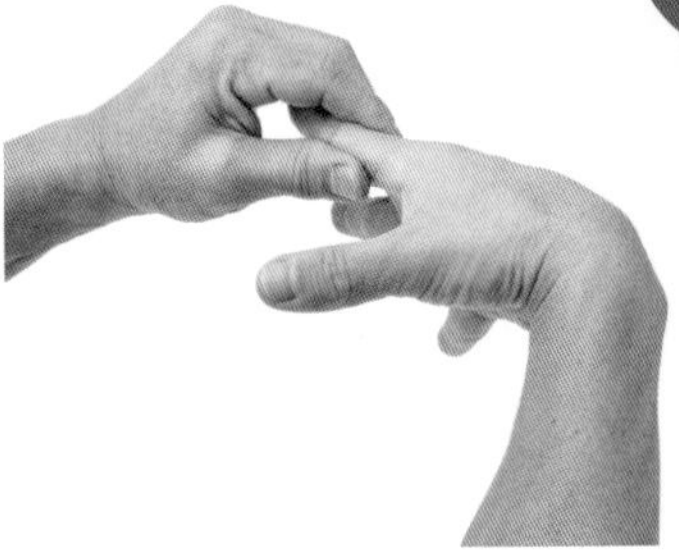

1 指を持つ

手首を曲げ、人さし指を伸ばし、持ちます。

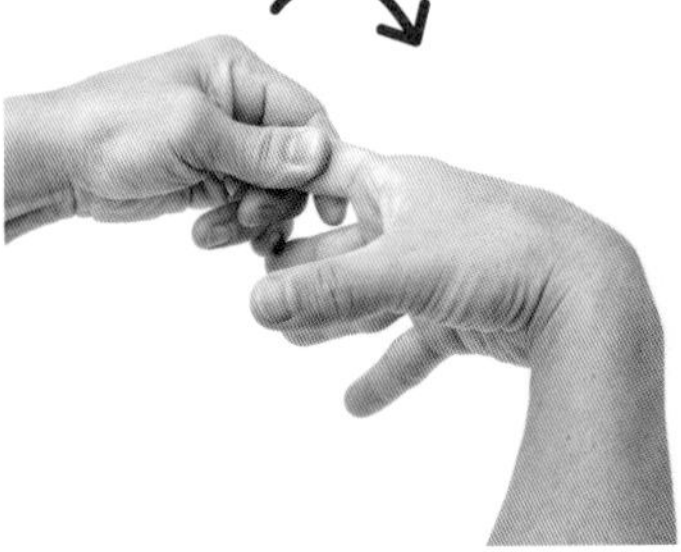

2 外側にまわす

人さし指を伸ばしながら、外側にまわします。

中指

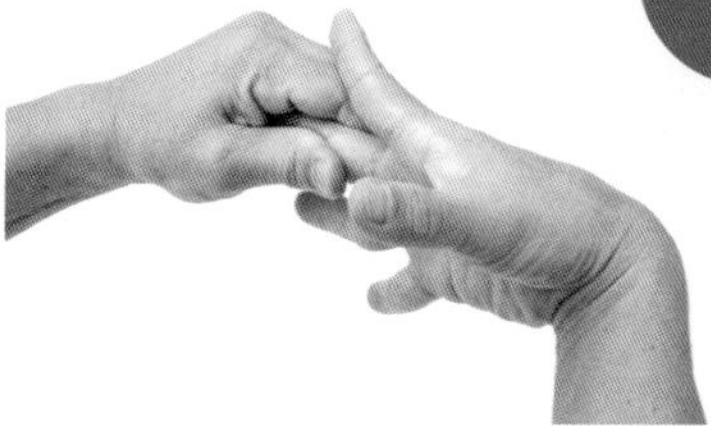

1 指を持つ

手首を曲げ、中指を伸ばし、持ちます。

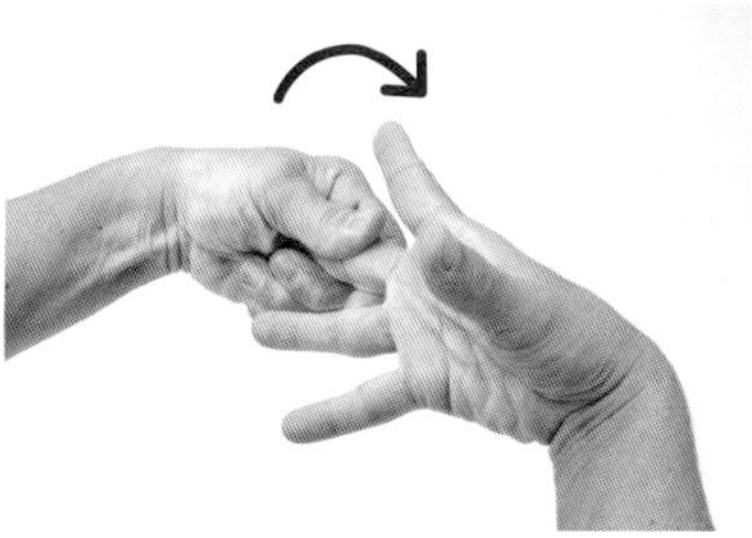

2 外側にまわす

中指を伸ばしながら、外側にまわします。

薬指

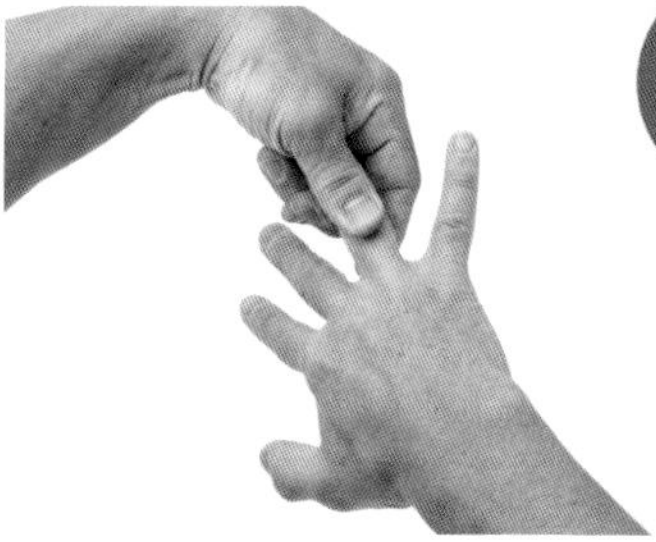

1 指を持つ

手首を反らし、薬指を持ちます。

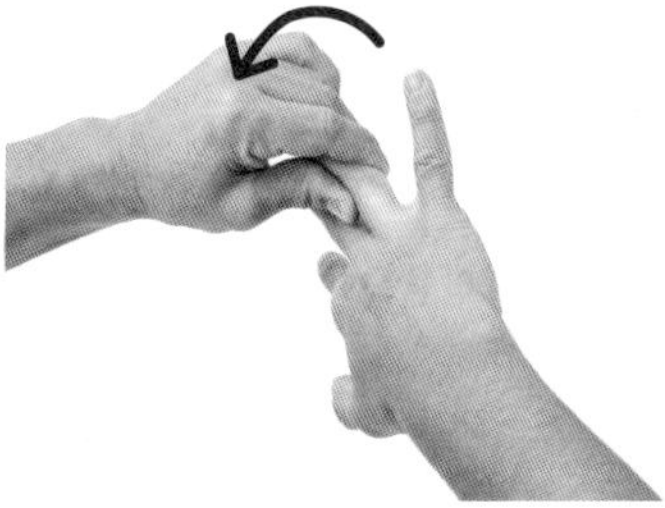

2 内側にまわす

そのまま、内側にまわします。

小指

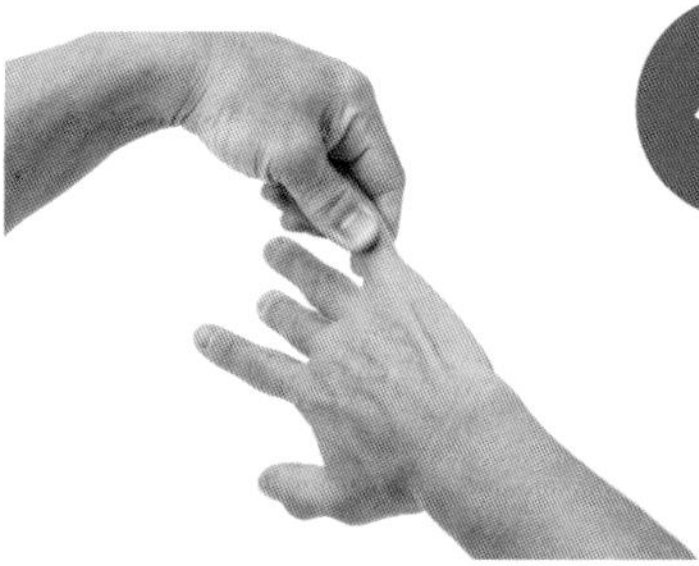

1 指を持つ

手首を反らし、小指を持ちます。

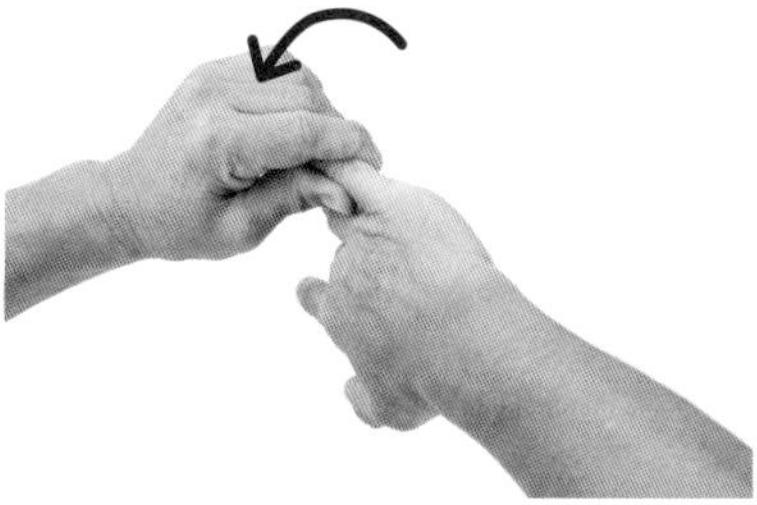

2 内側にまわす

そのまま、内側にまわします。

足首・足裏の痛み

脛骨《けいこつ》神経をストレッチ

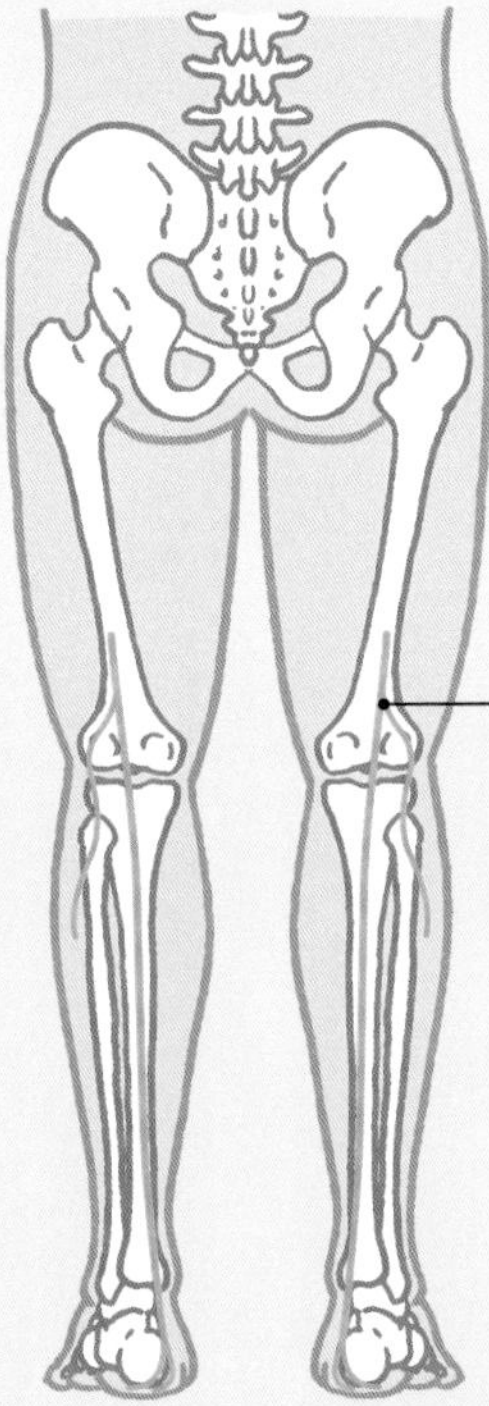

坐骨神経から枝分かれしているのが脛骨神経。膝裏からふくらはぎの後ろへつながり、足首の内側を通って、足の裏や指の神経へ。

足のつり、痛み、むくみ あらゆる症状を改善！

脛骨神経は、足を伸ばす、つま先立ちなどの動きに強く影響します。ここが緊張していると、足の指を甲のほうに曲げづらくなり、足がつる、歩きにくいのでいつもより早く疲れやすくなる、前屈ができないなどの症状が現れます。

脛骨神経が緊張しているか見分ける方法は、和式トイレに座る体勢。「しゃがめるけれど、立てない」という方は、脛骨神経が緊張しているケースが多いです。

足の裏の痛みは、脛骨神経から足の裏につながる「外側足底神経」「内側足底神経」が緊張している可能性が高いです。ここが緊張しているとずっと足の裏が引っぱられている状態になり、足の甲に余分な力が入ってしまいます。

実はこの症状は現代病で、9割の方は足の甲に力が入ってしまっています。本来、足への衝撃は足の指で受け止める必要がありますが、足の甲や足の裏の筋肉で受け止めてしまっている方がほとんど。その結果、足の疲れやむくみにつながります。外反母趾も「足の甲に力が入っていること」が原因。足首や足裏に痛みや悩みがある方はもちろん、無意識に症状を抱えている方が非常に多いため、万人におすすめしたいのが脛骨神経のストレッチです。

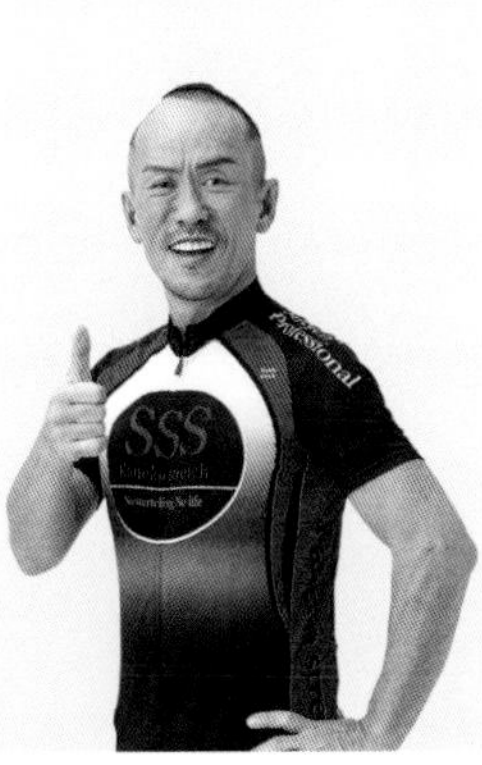

足首・足裏の痛み①

1

イスに足をのせる

立った状態で、イスなどに片方の足をのせます。あまり高すぎるとやりにくいので、膝くらいの高さのもので。ちょうどいい高さのイスがなければイス以外でもOKです。

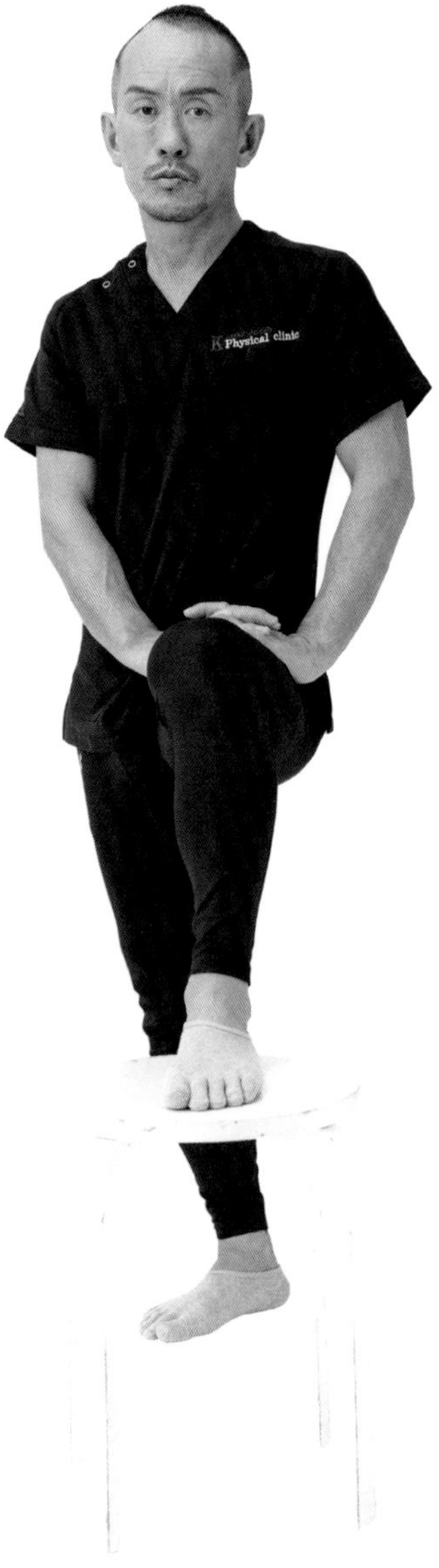

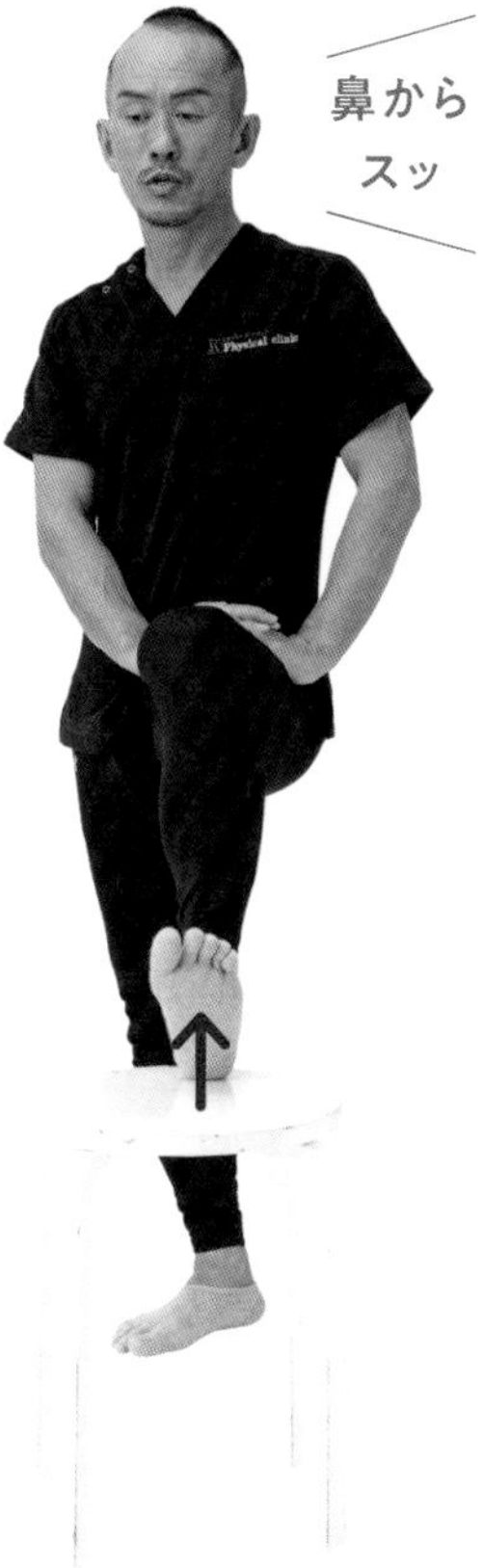

2

つま先を上げる

イスにのせたほうの足のつま先を上げ、鼻から息を吸います。

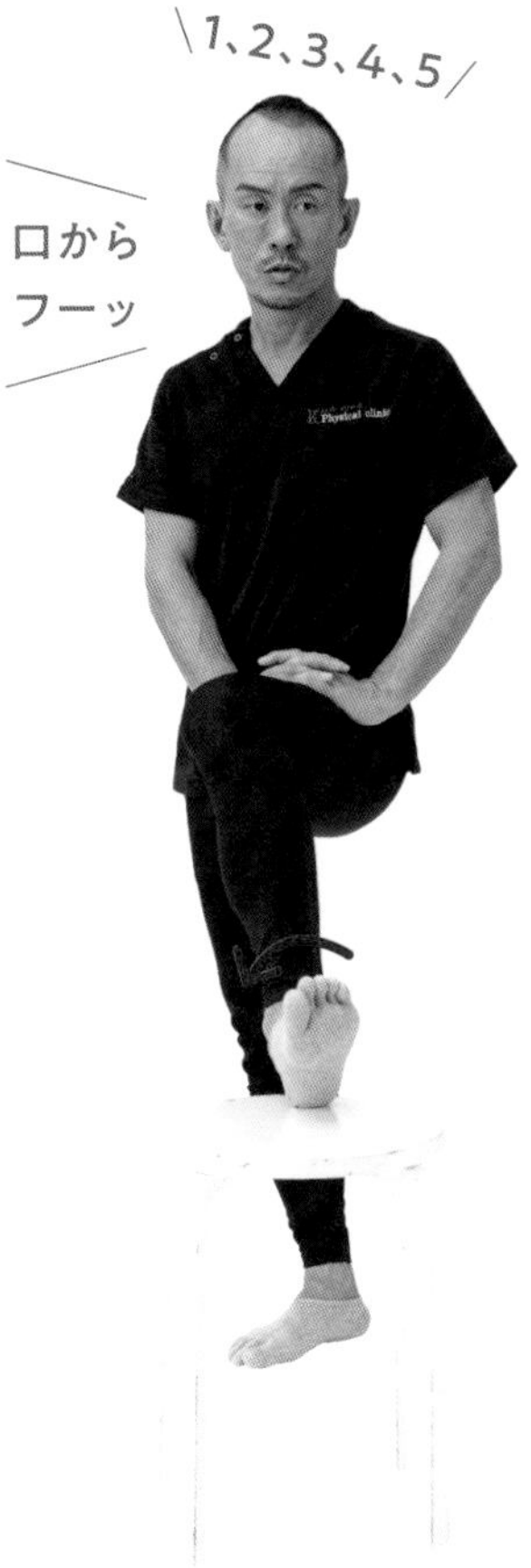

3

小指側を上げ息を吐く

小指側を上げ、5秒かけて口から息を吐きます。親指を下げて内側にひねるイメージで動かしましょう。これを両足とも2〜3回繰り返します。

足首・足裏の痛み②

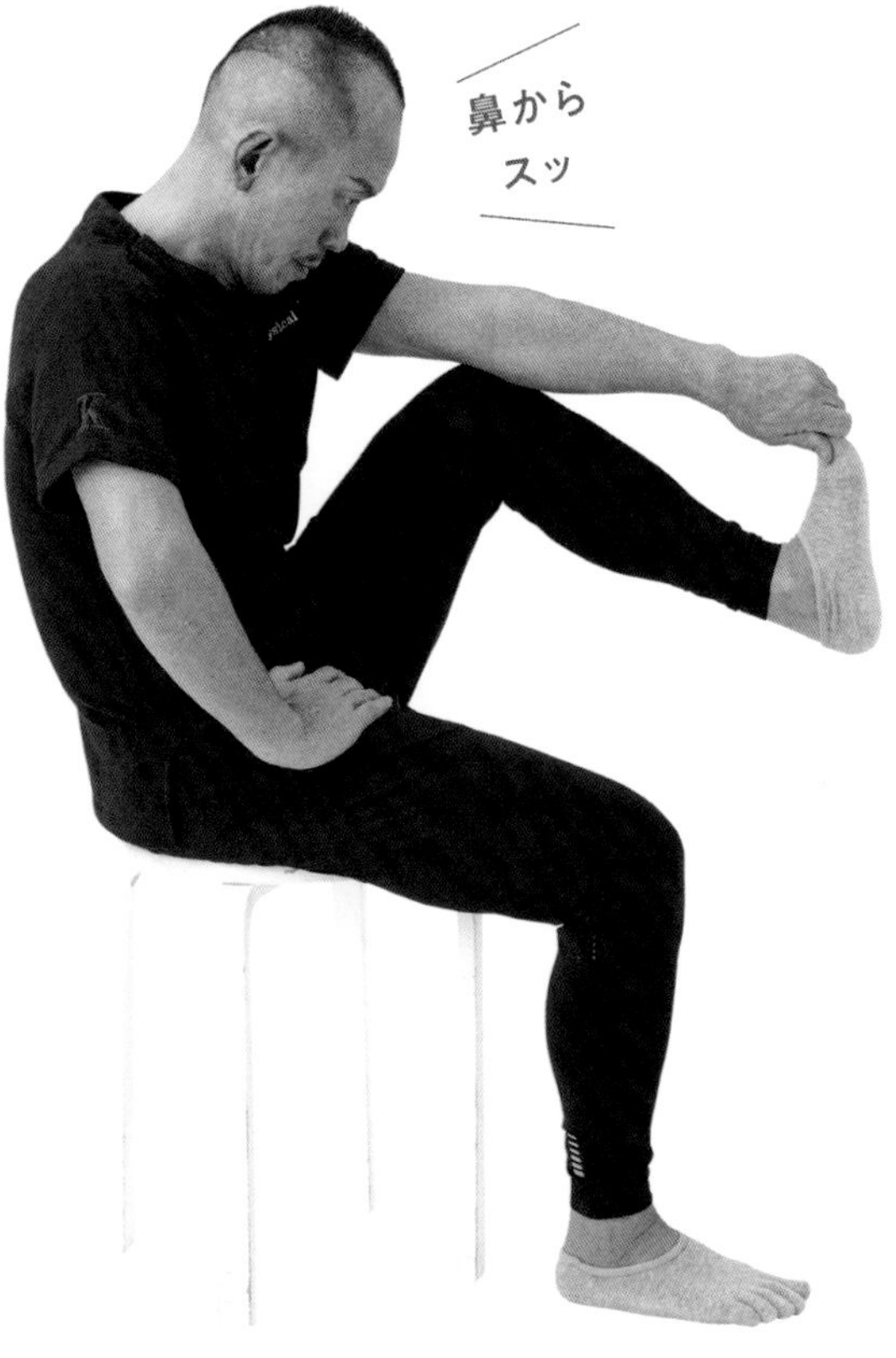

1 つま先を持つ

イスに座り、片方の脚を上げ、つま先を持ちます。鼻から息を吸います。

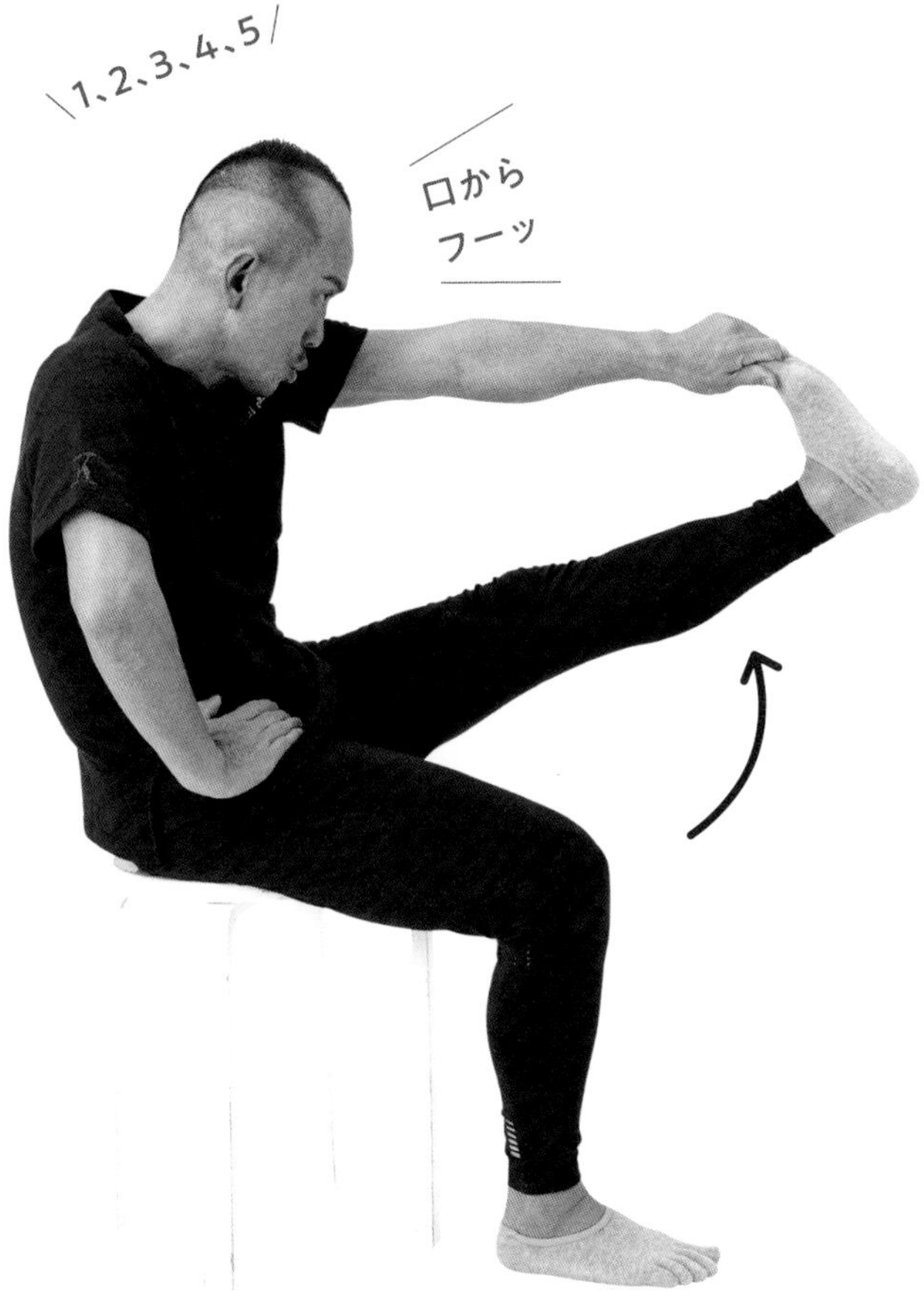

2 膝を伸ばして息を吐く

つま先を持ったまま膝を伸ばし、5秒かけて口から息を吐きます。多少脚が曲がっていてもOKです。これを両脚とも2〜3回繰り返します。

最後に、兼子式ストレッチで施術するほぼすべてに共通で行う呼吸法です。神経系ストレッチで整えた神経を、深い呼吸によって背骨から正しい位置にキープします。痛みのない体を維持する仕上げの「リセット呼吸」を紹介します。

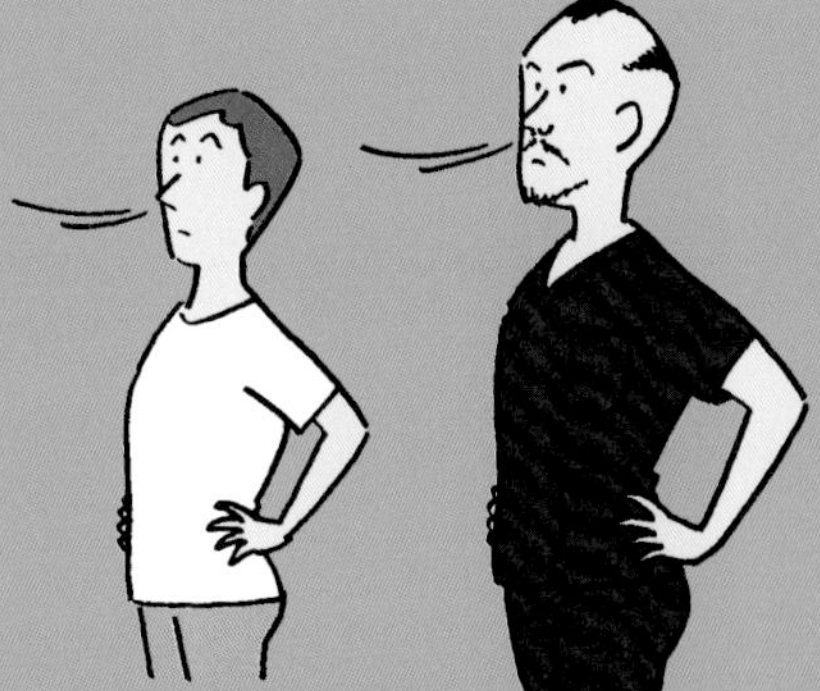

PART 4

整えた神経をキープする

リセット呼吸

神経が集まっているのは
背骨＝脊柱。
リセット呼吸で背骨を整え
神経を正しい位置にキープ。

体と健康の根幹である背骨と呼吸を大事に

神経系ストレッチにおいてとても重要な「神経」が集まっているのは、脊柱、つまり背骨付近です。背骨が曲がっていると、ほかの神経に悪影響を与え、体のさまざまな部位に不調をもたらすことがあります。

この本の中でも「呼吸」について何度もふれ、繰り返しお伝えしてきましたが、神経系ストレッチで意識してほしいのは「呼吸」。どれだけきっちりとツボを押さえていても、「吸いながら伸ばす」ができていなければ、惜しい結果に終わってしまいます。それほど呼吸は重要な要素です。

そこで提案したいのが、背骨を整え、神経を正しい位置にキープする「リセット呼吸」。僕が「神経系ストレッチ」を確立させる前から行っている、定番の呼吸で、脊髄の滑走性・伝達性を向上させます。今でも「神経系ストレッチ」施術最後の仕上げとして行っているものです。

僕が行う際は、「僕の脚をみなさんの背中に当て、鼻で息を吸いながら体をぐーっと後ろに倒し、息を止めておなかをふくらませてからへこませ3秒キープ」するという方法で行っていますが、ご自身ひとりでも行えるようにアレンジしたものを紹介します。

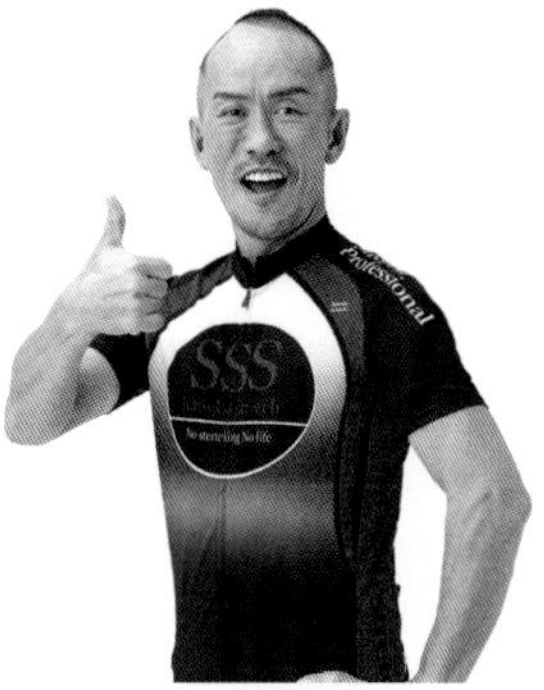

リセット呼吸

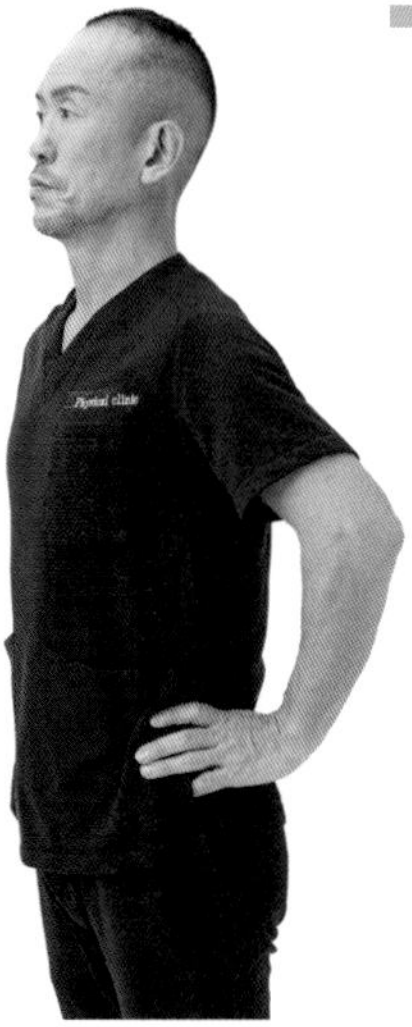

1

腰に手を当てる

腰に手を当てて体を支え、
まっすぐ立ちます。

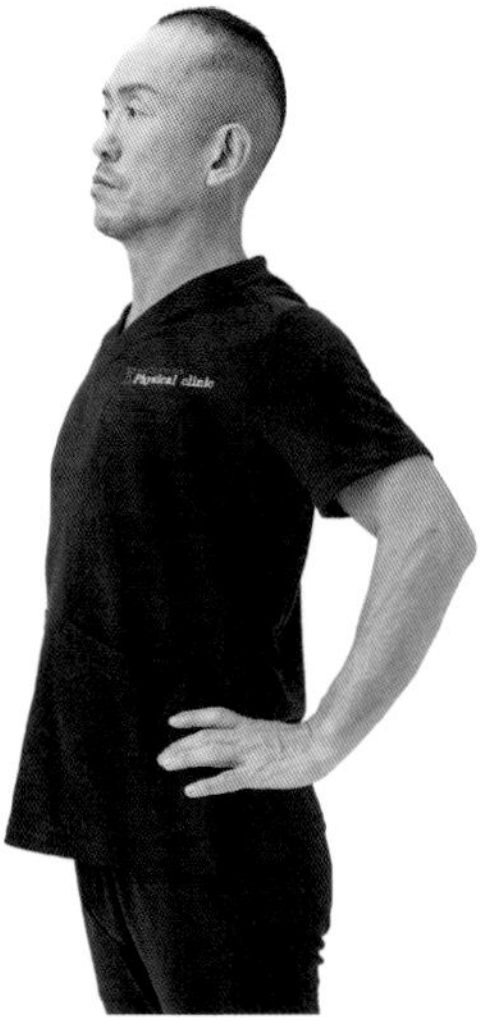

2

胸を張る

次に、ぐっと胸を張ってください。
このとき、肩の力を抜き、肩を下
げるのがポイント。

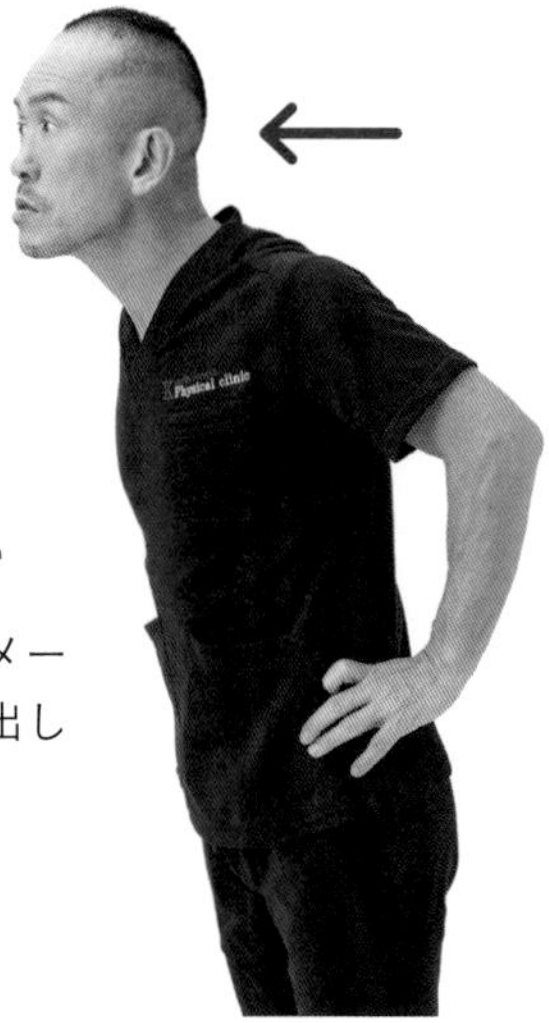

3

頭を前に

首を伸ばすイメー
ジで頭を前に出し
ます。

4

息を吸いながら顔を上げる

鼻から息を深く大きく吸っておなかをふくらませながら、5秒かけてしっかりと顔を上げて上を見てください。

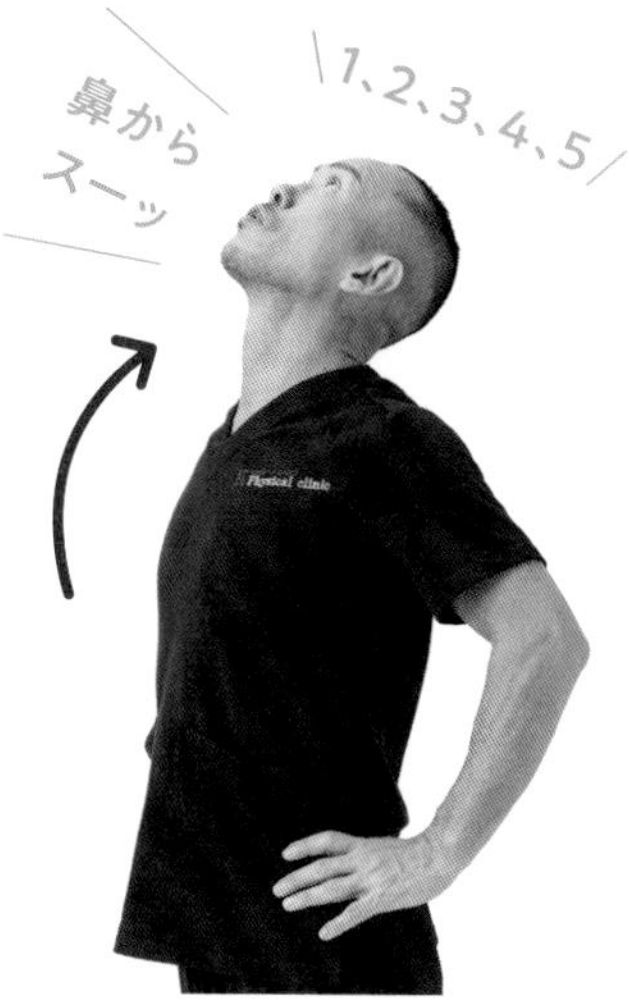
鼻から
スーッ
1、2、3、4、5

5

耳たぶ下に指を当て、息を吐く

人さし指で耳たぶのつけ根にあるくぼみを押さえながら、5秒かけておなかをへこませながら口から息を吐きます。

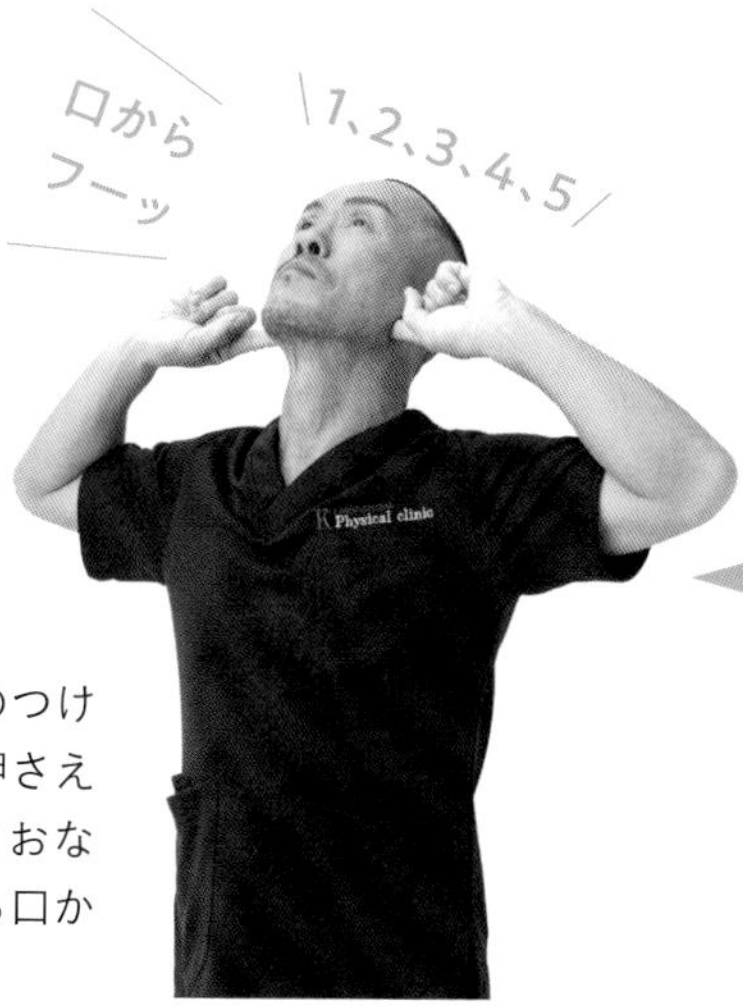
口から
フーッ
1、2、3、4、5

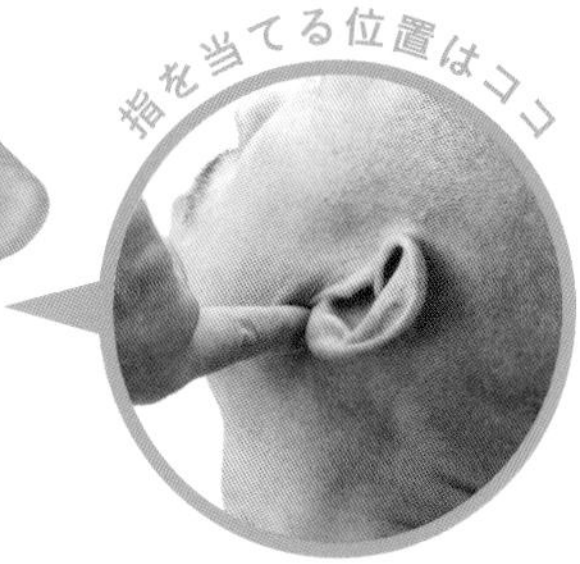

6

あごを引き、指を離す

そのままスッとあごを引き、耳たぶの下に当てていた指を離します。体が軽くなる感覚があればGOOD。

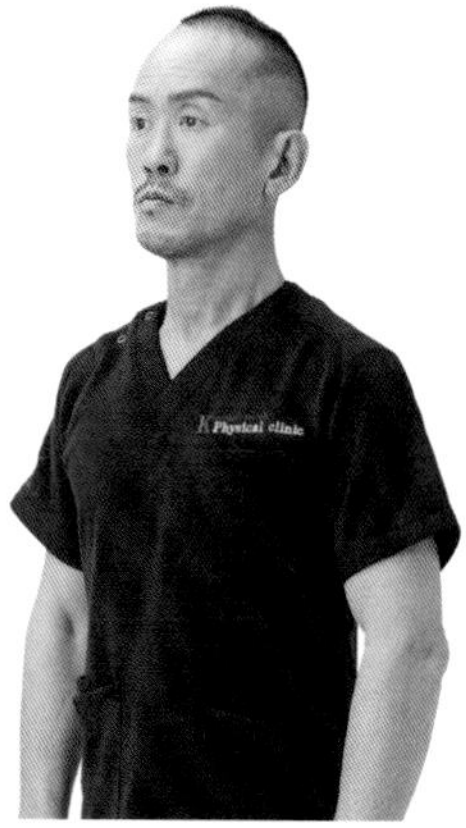

おわりに

キズがない、捻挫も骨折もない、でも確かに痛い。病院に行ってもなかなかよくならない現代医学の盲点「慢性疼痛」。その痛みを解決する方法を、「神経系ストレッチ」として体系化しました。繰り返しになりますが、痛みがあるとつい筋肉へのアプローチばかり考えてしまいますが、筋肉を動かしているのは神経です。神経こそが、慢性疼痛の一番の根源。神経系ストレッチは、短時間で効果的に痛みをとり、やわらげます。その中で、この本では比較的簡単にとり入れやすいものをまとめて紹介しました。もし実践することで、あなたの体や心が少しでもラクになっていたら、これほどうれしいことはありません。

どれほど豊かでお金があっても、体の不調に悩まされていれば人は不幸になり、笑顔でいることが難しくなります。体が好調であることは、非常に重要な幸せの条件です。そして健康であるために重要なのが、慢性疼痛を解消し、姿勢を整えることです。「ストレッチを医学に！」。このフレーズとともに神経系ストレッチを広め、ひとりでも健康で幸せに長生きできる人を増やし、多くの方の力になり続けていきたい。この本が、神経系ストレッチを知る入り口になり、あなたの幸せな人生につながることを心から願っています。

ストレッチトレーナー・理学療法士
兼子ただし

著者紹介

兼子《かねこ》ただし

ストレッチトレーナー／理学療法士
早稲田大学大学院スポーツ科学研究科修士号取得

2001年に日本初のストレッチ専門店『SSS』を開業し、ストレッチ業界のパイオニアとして、長年にわたり活躍。独自に開発したKanekoストレッチは、国士舘大学との共同研究や早稲田大学大学院にて研究を重ねるなど、その効果を科学的に追究している。
理学療法士としての研究から、慢性的な疼痛やしびれなどにアプローチする新たなストレッチとして、神経系ストレッチを開発。公式YouTubeチャンネルでは、病院では治らずに長年の痛みに苦しんでいる人々を瞬時のストレッチで救い、大きな話題となっている。

STAFF

装丁・本文デザイン：松澤ともみ（ローヤル企画）
本文イラスト：中村知史
取材協力：飯島渚(SSS)、吉田純子(インスパワープロモーション)、吉澤洋美（Suneight）
撮影：松木 潤（主婦の友社）
取材・文：後藤香織
編集担当：浅見悦子（主婦の友社）
DTP：ローヤル企画

10秒《びょう》で長年《ながねん》の痛《いた》みが消《き》える!

神経系《しんけいけい》ストレッチ

令和5年 6月30日　第1刷発行
令和5年10月10日　第6刷発行

著　者　兼子《かねこ》ただし
発行者　平野健一
発行所　株式会社主婦の友社
〒141-0021
東京都品川区上大崎3-1-1 目黒セントラルスクエア
電話03-5280-7537（内容・不良品等のお問い合わせ）
049-259-1236（販売）
印刷所　大日本印刷株式会社

ISBN978-4-07-453776-1